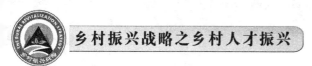

乡村振兴战略之乡村人才振兴

保健按摩

◎ 原伟杰 主编

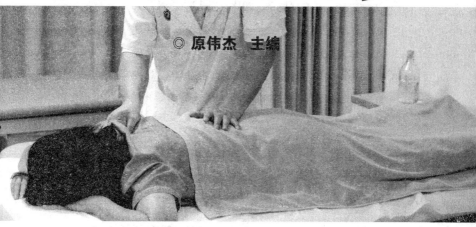

U0349398

中国农业科学技术出版社

图书在版编目（CIP）数据

保健按摩／原伟杰主编．—北京：中国农业科学技术出版社，2018.9
（乡村振兴战略实践丛书）
ISBN 978-7-5116-3860-1

Ⅰ.①保…　Ⅱ.①原…　Ⅲ.①保健-按摩疗法（中医）　Ⅳ.①R244.1

中国版本图书馆 CIP 数据核字（2018）第 198528 号

责任编辑	徐　毅	
责任校对	马广洋	
出 版 者	中国农业科学技术出版社	
	北京市中关村南大街 12 号　邮编：100081	
电　　话	（010）82106631（编辑室）　　（010）82109702（发行部）	
	（010）82109709（读者服务部）	
传　　真	（010）82106631	
网　　址	http://www.CASTP.cn	
经 销 者	各地新华书店	
印 刷 者	三河市悦鑫印务有限公司	
开　　本	850 mm×1 168 mm　1/32	
印　　张	4	
字　　数	115 千字	
版　　次	2018 年 9 月第 1 版　2018 年 10 月第 2 次印刷	
定　　价	18.00 元	

《保健按摩》

编　委　会

主　编：原伟杰

副主编：卢　勇　于　猛

前　言

　　保健按摩是在传统中医学理论和现代医学原理指导下，用手在人体一定的部位或穴位，运用各种手法进行有规律的操作，达到缓解机体紧张，调节人体机能，增进健康，达到防治疾病的目的。保健按摩是一种安全有效的物理疗法，因其痛苦小、无毒副作用，越来越受到现代人的欢迎。

　　本书在人力资源和社会保障部制定的《保健按摩师国家职业技能标准》指导下，结合当前按摩需求编写而成。主要内容包括按摩知识与手法、按摩接待与咨询、仰卧位保健按摩、俯卧位保健按摩、全身保健按摩。

　　本书主要特点如下。

　　(1) 系统地介绍了保健按摩师应了解的基本知识，语言通俗易懂，形式图文并茂，难度由浅入深，初学者能够快速对保健按摩工作有一个清晰完整的认识。

　　(2) 从强化培养操作技能出发，较好地体现了保健按摩工作当前最新的操作技术，对提高保健按摩师的基本技能有直接的帮助。

　　(3) 改变了传统教材倾向理论化、学科化，与岗位实际脱节的弊端，拉近了培训与实际岗位的距离，具有较强的实用性和指导性。

　　由于编写时间仓促和水平有限，书中可能存在不足之处，欢迎广大读者批评指正！

编　者
2018 年 6 月

目　　录

第一章　按摩知识与手法

第一节　认识按摩器具

在保健按摩中，经常使用一些器具来代替或辅助按摩。按摩器具具有省力、简便、易于掌握、易于操作并可在家庭中使用等特点，受到从事按摩人员及人们的喜爱。

一、按摩器具的分类

1. 根据动力分类

（1）手动按摩器具。手动按摩器具有滚轮式按摩器、滚珠式按摩器、叩击式按摩器、足底按摩器、按摩鞋、按摩梳等。这些按摩器具以单纯机械刺激或结合磁、频谱、红外线等物理刺激。

（2）电动按摩器具。电动按摩器具以电动机为动力，外加一个按摩头，有振动、挤捏、滚动、敲打等功能。市场上多见挤捏式按摩器、振动式按摩器和各种组合式按摩器。有些特殊性质的按摩器如水流按摩器、喷气按摩器、蒸汽按摩器等，也属于电动按摩器。

2. 根据形态分类

根据形态可分为按摩床、按摩椅、棒式按摩器、枪式按摩器等。

集合振动、滚动、挤压、叩击等各种操作手法于一体，综合红外线、超短波、磁等多种物理作用的智能化按摩器具是保健按摩器具的研制发展方向。

二、按摩设备

1. 按摩床

按摩床（图1-1）又称指压床、美容床、理疗床、搓背床等，广泛用于按摩店、足浴店、美容院、理疗医院等场所。常规尺寸1 900mm×700mm×650mm。

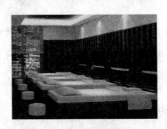

图1-1 按摩床

通常，按摩床底架有木架、铁架喷朔、不锈钢架、铝合金架，一般木架成本比较高，其次是铝合金和不锈钢架。其中铁架相对实惠，牢度也可靠，缺点是时间长了以后，油漆会脱落，接口处会开胶。不锈钢架推荐使用在洗浴搓背或有水等场所，即便水分多湿度高也不易生锈。铁架喷朔看上去很光滑，而且也不易生锈，也容易焊接成结实的，只是在太湿的场所不如不锈钢耐锈。实木床架的按摩床可靠度也较高，且给人的档次较高，但由于成本较高，导致价格也较高。

按摩床软包内填充物通常采用硬软两种海绵相搭配，保证一定舒适度的同时，也保证了床的不变形和高回弹性。面料搭配以皮质材料据多，通常有仿皮、PU皮、超纤真皮、真皮等，也可用布艺面料。

2. 电动按摩椅

电动按摩椅通常是指是利用机械的滚动力作用和机械力挤压来进行按摩，人工推拿按摩能够疏通经络，使气血循环，保持机体的阴阳平衡，所以，按摩后可感到肌肉放松，关节灵活，使人精神振奋，消除疲劳，对保证身体健康有重要作用（图1-2）。

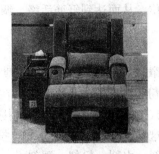

图1-2 按摩椅

3. 手法配合用具

（1）按摩杖。按摩杖由杖把和杖体两部分构成。杖体头粗尾细，端部圆滑并罩以有弹性的橡皮软垫。杖把大小能使使用者牢固抓住。在使用按摩杖进行按摩时，应顺应人体肌肉走向进行，以免造成疼痛。

（2）按摩棒。按摩棒顶端有一个小球，用来按摩身体特定部位。按摩棒多适用于肌肉按摩，可以达到放松肌肉，舒筋通络的目的。按摩棒并不适用于骨质部位或关节处的按摩。

（3）按摩锤。形似榔头，锤头用金属、硬木等制成，外部用弹性塑料软垫包裹，以免对身体造成损伤。按摩锤轻巧、方便，效果显著，可用于身体大多数部位及穴位。

（4）按摩球。通过人体手部手掌与手指的灵活配合，使按摩球在手中来回滚动，可以使手部各关节得到充分的锻炼，保持手的灵活性。

（5）牙签、笔尖、针。用这些小工具配合按摩使用，能够刺激穴位，强度大，效果明显，而且这些工具随处可得，使用方便灵活。

（6）核桃、乒乓球。将核桃或乒乓球放在脚掌下面踩踏，并且来回滚动，直至脚部有热感、胀感。此法能刺激脚底神经及血管，按摩足部穴位，从而达到舒筋活络、调和气血的作用。

三、按摩介质

在进行人工按摩时，为了减少阻力而借助某些药物制成的介质（即取油、水、粉、酒剂等的某一介质涂在按摩者手上或被按摩者的按摩部位上）润滑肌肤，避免损伤性按摩，或者为了取得药物的协同作用，这些物质称为按摩介质。按摩介质种类很多，概括为4类，即油剂、水剂、粉剂、酒剂。

1. 油剂介质

（1）冬青膏。冬青膏是由冬绿油（水杨酸甲酯）与凡士林按1∶5混合调匀而成。具有消肿止痛、祛风散寒的作用，适用于一切跌打损伤的肿胀、疼痛以及陈旧性损伤和寒性痛证等。

（2）按摩油。按摩油用当归60g，红花20g，乳香、没药、桃仁各30g，川续断15g，血竭30g，血通50g，共研细末，加入麻油调成稀糊状即成。有活血化瘀、消肿止痛之功。尤其适用于跌打损伤的按摩。

（3）棕榈油。棕榈油一般在热敷或用擦法后涂于局部，可增进疗效。

（4）麻油。麻油有润滑作用。民间应用刮痧法或拧法按摩时，常取麻油为介质。

（5）传导油。传导油由玉树神曲、甘油、松节油、酒精、蒸馏水等配制而成。有消肿止痛、祛风散寒的作用。

（6）肉桂油。肉桂油芳香温热。凡驱寒病症，以此作为按摩介质甚为实用。

2. 水剂介质

（1）水。水作为按摩介质，有凉、温、热之分。

凉水，有清热作用；热水，有发汗作用；温水，对腹痛、手足厥冷等病症适用。

（2）药水。药水指含有药物成分的水。主要有3种。

①刨花水：把刨皮浸泡在水中，取其浸出汁作为介质。刨花水十分润滑，所以很适合按摩小儿疾患之用。

②葱姜水：取葱白、鲜生姜等量捣烂，按1∶3的比例浸入凉开水中，4~6日后，取汁液应用。有温经散寒，通阳解表的作用，适用于风寒感冒及头痛等证，或因寒凝气滞而引起的腹痛等。

③薄荷水：取鲜薄荷叶（干品倍量），浸泡于适量的开水中，1~3日后，取汁液应用。有清凉解表，祛暑除热的作用。适用于一切热病或局部红、肿、热、痛等证。夏季应用尤宜。

3. 粉剂介质

（1）滑石粉。滑石粉有润滑作用，便于按摩手法的运用，又可防止按摩造成皮肤损伤。适用于四肢、背部及婴幼儿的按摩。

（2）爽身粉。爽身粉有润滑作用，并有清凉吸水作用，夏季按摩更为适用。

（3）松花粉。松花粉有润滑吸湿作用，夏季应用尤为适宜。

（4）展筋丹。展筋丹用乳香、没药各10g，藏红花5g，麝香、冰片、樟脑各2.5g，血竭25g，共研细末而成。贮瓶备用，勿泄气。展筋丹有消肿止痛作用，所以，多在创伤疾患时作为按摩介质，是由按摩者手蘸药，故又称揉药。

4. 酒剂介质

（1）白酒。白酒有活血祛寒、散风除湿、解热等作用。适用于腰腿痛、关节炎、外感发热等病症。

（2）樟脑酒。樟脑酒对风湿痹痛、跌打损伤适用。

（3）药酒。药酒种类很多，其所选药物配方可因人、因病而异。这里仅介绍两方药酒方如下。

方一：乳香、没药各 5g，血竭 15g，樟脑 10g，参三七 5g，广木香 1.5g，冰片 1g，藏红花 5g。以上药物用上好烧酒 1kg，浸泡 2 周。适用于急性和慢性损伤。

方二：红花、川乌、草乌、归尾、桃仁、生甘草、生姜、麻黄、煅自然铜、马钱子、桂枝、乳香、没药各 50g。用上好烧酒 1.5kg，浸泡 2 周。适用于一般损伤，特别是对于骨或软骨的急性和慢性损伤有效。

另外，鸡蛋清也可作为按摩介质。将生鸡蛋一端磕一小孔后，取其流出之蛋清用。本品有除烦祛热的作用。适用于热病、手足心热、烦躁失眠、嗳气吐酸等病症的按摩。

第二节　按摩基础知识

一、按摩种类

保健按摩以中医基础理论为依据，通过规范、有效的手法刺激体表的特定部位、经络或腧穴，形成气和力的传递效应与运转机制，从总体上调整机体生理功能，增强人体的自然抗病能力，达到健康长寿的目的。随着社会的发展，按摩的分类也更加详细。依据按摩的目的，按摩可分为：康复按摩、运动按摩、其他按摩（美容按摩、减肥保健按摩、医疗按摩等）。

1. 康复按摩

康复按摩是指技师通过多种康复按摩手法，如拔伸、牵拉、被动运动和适当心理辅导使患者能够最大限度地恢复其机体功能，重新融入社会的一种按摩法。它是医疗按摩的一种，但又不同于医疗按摩。

2. 运动按摩

保健按摩师利用各种按摩手法，通过外部物理性刺激，疏通经络、调整脏腑、气血及神经系统功能，调节运动者的心理状态和运动机能，从而达到提高运动成绩的目的。这种按摩方法即为运动保健按摩，又可称运动按摩。

运动保健按摩有促进血液淋巴循环，及时供给氧气和营养物质，快速排泄代谢产物，促进精神振奋，克服机体失调，进而防治运动伤病的发生等作用。实践证明，对于运动员，运动保健按摩在维护和提高健康体质、保护良好的训练和竞技状态、增进和发挥潜在体能、提高运动成绩等方面，显示了特殊功效，并引起了国内外体育界及有关学者的高度重视。

3. 其他按摩

其他按摩包括美容按摩，减肥按摩、医疗按摩等，国外还有旅游按摩，情景按摩，宠物按摩等。

二、保健按摩的适应证和禁忌证

（一）适应证

保健按摩广泛适用于人体的功能性疾患、慢性炎症、软组织损伤、预防衰老及美容等。

1. 毛发疾患

按摩能改善头部及头皮的血液循环，促进毛根生长和皮脂腺分泌，从而使之乌发、生发、润发，对于脱发、白发、枯发等均有良好的效果。

2. 皮肤疾患

如痤疮、雀斑、黄褐斑、酒糟鼻、瘢痕、冻疮等，以及皮肤晦暗无光泽，面色萎黄、皱纹及皮肤松弛，长期坚持按摩能够不

保健按摩

同程度地改善或消除这些症状。

3. 五官疾患

对近视、远视、斜视、脸腺炎、牙齿松动、面瘫等都有良好的治疗作用。

4. 神经系统疾患

神经官能症、神经衰弱、神经性头痛、神经根炎、肋间神经痛、坐骨神经痛等。

5. 运动系统疾患

人体各关节、韧带、肌腱的扭伤及挫伤、关节紊乱、落枕、肩周炎、网球肘、关节脱位、急慢性腰肌损伤、腰椎间盘突出、腰椎骨质增生、梨状肌损伤、膝关节骨质增生、跟骨骨刺等。

6. 消化系统疾患

急慢性胃炎、胃及十二指肠溃疡、胃下垂、急慢性结肠炎、消化不良、便秘、腹泻等。

7. 泌尿系统疾患

慢性肾炎、泌尿系感染、前列腺炎、遗尿、膀胱炎、尿失禁等。

8. 呼吸系统疾患

感冒、扁桃体炎、鼻炎、气管炎等。

9. 妇科疾患

痛经、闭经、月经不调、子宫脱垂、盆腔炎、乳腺炎、白带过多、更年期综合征等。

10. 儿科疾患

消化不良、斜颈、遗尿、小儿麻痹、佝偻病、疳积、腹泻、感冒、咳嗽等。

11. 其他

如头痛、高血压、糖尿病、肥胖症、冠心病。

（二）禁忌证

按摩有广泛的适应证，但也有其禁忌证，以下疾病患者禁用。

（1）各种急性烈性传染病，或某些具有传染性的皮肤病，以及皮肤破损、溃烂或继发感染者、癌症、血友病、血小板减少性紫癜等。

（2）有严重的器质性病变如心肌梗死、骨折或大手术后及各种严重的精神病患者。

（3）妇女行经期间、妊娠期、产前产后禁止在小腹部及腰骶部按摩。

（4）饥饿、饮酒后，或久病体弱，或极度疲劳，或大失血患者慎用或禁用按摩。

三、人体穴位

1. 人体头部正面穴位图（图 1-3）

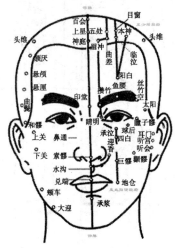

图 1-3　人体头部正面穴位图

保健按摩

2. 人体头部背面穴位图（图1-4）

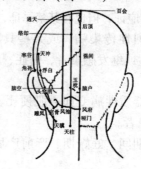

图1-4　人体头部背面穴位图

3. 人体胸部腹部穴位图（图1-5）

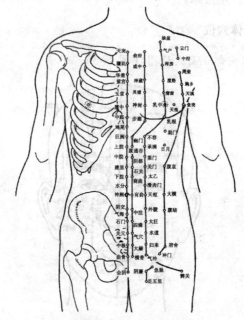

图1-5　人体胸部穴位图

4. 人体背部穴位图（图1-6）

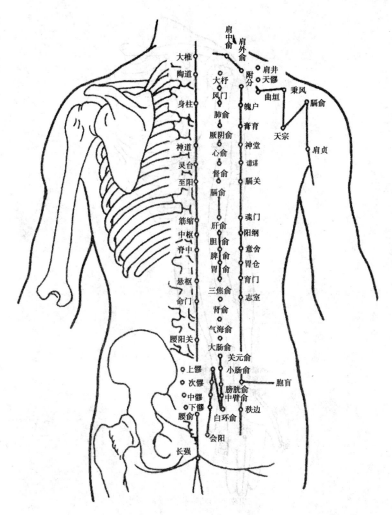

图1-6　人体背部穴位图

5. 人体胳膊手部内侧穴位图（图1-7）

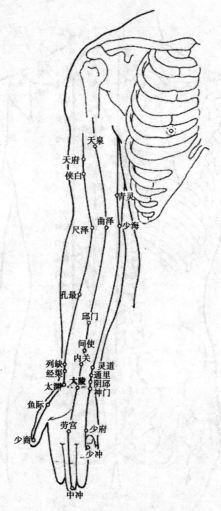

图1-7　人体胳膊手部内侧穴位图

6. 人体胳膊手部外侧穴位图（图1-8）

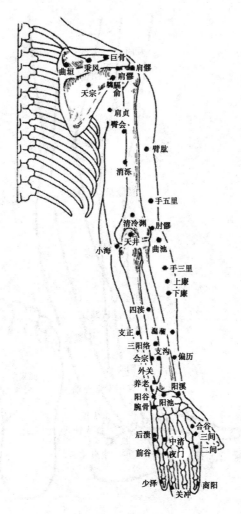

图1-8 人体胳膊手部外侧穴位图

7. 人体腿部脚部内侧穴位图（图 1-9）

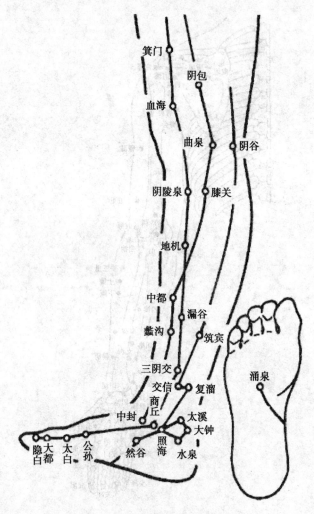

箕门
阴包
血海
曲泉
阴谷
阴陵泉
膝关
地机
中都
漏谷
蠡沟
筑宾
三阴交
交信
复溜
涌泉
商丘
中封
太溪
大钟
隐白
大都
太白
公孙
然谷
照海
水泉

图 1-9　人体腿部脚部内侧穴位图

8. 人体腿部脚部外侧穴位图（图 1-10）

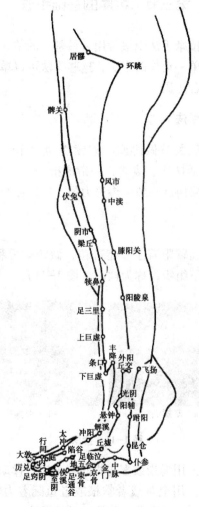

居髎
环跳
髀关
风市
伏兔
中渎
阴市
梁丘
膝阳关
犊鼻
阳陵泉
足三里
上巨虚
丰隆
外阳丘交
飞扬
条口
下巨虚
光阴
阳辅
跗阳
悬钟
解溪
冲阳
丘墟
昆仑
行间
太冲
仆参
大敦
陷谷
内庭
足临泣
地五会
金门
中脉
厉兑
侠溪
足通谷
束骨
京骨
足窍阴
至阴

图 1-10　人体腿部脚部外侧穴位图

第三节　按摩的基础手法

基础手法是按摩手法中最常用、最基本的单式手法。其是指能够独立存在、单一动作的手法，这些手法可以单独应用，也可以与其他手法结合运用。

一、摆动类手法

以指、掌或腕关节做协调的连续摆动动作，称为摆动类手法。本类手法包括揉法、滚法、一指禅推等。特点是上肢放松、腕和前臂的动作要协调一致，渗透力强，作用面小，适用于全身各部位或穴位。

1. 揉法

用指、掌或前臂附着于一定部位，做轻柔缓和的环转运动，并带动该处的皮下组织，称为揉法（图1-11）。

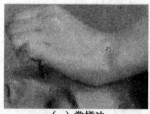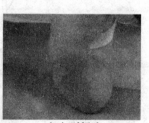

（a）掌揉法　　　　　（b）肘揉法

图1-11　揉法

（1）指揉法。用拇指或多指指腹着力进行揉动。

（2）掌揉法。用全掌或者掌根或者鱼际着力吸附于体表做大面积的回旋揉动，可单掌、叠掌、对掌揉动。

（3）肘揉法。用肘部为着力点，吸附于施术部位上，以肩为支点，上臂带动前臂做回旋动作，常规操作 1~3 分钟，此法多用于肩背部和大腿部。

2. 滚法

用小鱼际侧部或近节指骨背面附着于一定部位上，通过腕关节和前臂连续内、外旋转运动，使滚动产生的力持续作用于操作部位上，称为滚法。

（1）侧掌滚法。用手掌背部近小指侧部分附着于一定部位上，掌指关节处略弯曲，通过腕关节做主动连续的外旋和内旋，使掌背小鱼际外侧部在受术者体表一定部位上进行持续不断地来回滚动（图 1-12）。

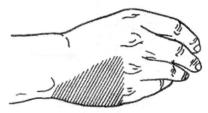

图 1-12　侧掌滚法

（2）握拳滚法。手握空拳，用食指、中指、无名指、小指四指的近侧指间关节突起部分着力，附着于体表一定部位，腕部放松，通过腕关节做均匀的屈肘和前臂的前后往返摆动，使拳做小幅度地来回滚动（滚动幅度应控制在 60° 左右）（图 1-13）。

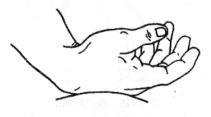

图 1-13　握掌滚动

3. 一指禅推法

用拇指着力于一定部位，运用腕部的往返摆动，使所产生的力持续作用于经络穴位上。

（1）指端禅法。用大拇指指端着力于一定部位或穴位或反射区上，做腕部的往返摆动，带动拇指指间关节的活动，使所产生的动力持续不断地作用于施术部位（图1-14）。

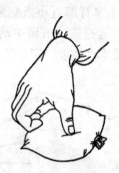

图1-14　指端禅法

（2）指偏峰禅法。用大拇指桡侧偏峰着力于所施术部位，腕关节略屈，其余四肢自然屈曲，摆动腕部带动拇指指间关节的活动（图1-15）。

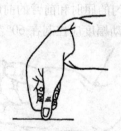

图1-15　指偏峰禅法

二、摩擦类手法

以掌、指或肘贴附在体表做直线或环绕移动称摩擦类手法。本类手法包括摩法、擦法、推法、搓法、抹法等。此类手法都是以与被按摩者肌肤表面摩擦的方式作用于机体，产生热度较高，应用广泛。

1. 推法

用指、掌或肘着力于机体的一定部位，做单方向的直线移动称为推法。

（1）拇指推。用拇指指腹着力于操作部位，沿经络循行路线或肌肉纤维平行方向推进，其余四指分开助力（图1-16）。

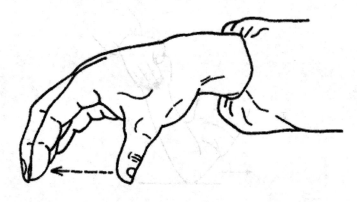

图1-16　拇指推

（2）多指推。用食指、中指、无名指和小指的指面着力进行推动。

（3）掌推。用手掌着力向一定方向推进，可根据被施术部位与受力大小的不同，用掌根或鱼际推（图1-17）。

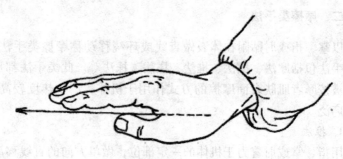

图 1-17　掌推

（4）肘推。肘关节屈曲，用肘尖（尺骨鹰嘴凸起部）着力向一定方向推动（图 1-18）。

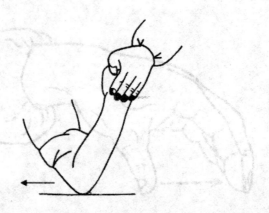

图 1-18　肘推

2. 抹法

用拇指螺纹面或手掌在体表做上下左右或弧形曲线推动。

（1）拇指分抹法。用双手拇指指腹着力，同时吸附于一定部位上，做直线或弧线的移动（图 1-19）。

（2）多指抹法。用双手多指指端着力，紧贴于肌肤表面，

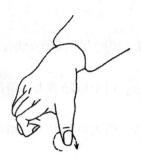

图1-19　拇指分抹法

做上下或左右往返的移动（图1-20）。

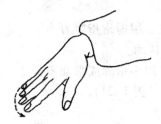

图1-20　多指抹法

（3）指背抹法。多指紧握拳，第二指关节展平紧贴于肌肤表面，做左右往返推动，且缓慢自然的自上而下操作。

3. **摩法**

用指或掌在体表做环形摩擦移动，称为摩法。

（1）指摩法。手指并拢，指掌部自然伸直，腕部微屈，用食指、中指、无名指、小指指面附着于一定部位，随同腕关节做环旋移动。

（2）掌摩法。手掌自然伸直，腕关节微背伸，将手掌平放于体表一定部位上，以掌心、掌根着力，随腕关节连同前臂做环旋移动。

4. 擦法

用手掌紧贴体表，稍用力下压做直线往返摩擦，使之产生一定热量称为擦法。

（1）小鱼际擦法。用小鱼际着力，稍用力下压做直线往返摩擦。

（2）大鱼际擦法。用大鱼际着力，稍用力下压做直线往返摩擦。

（3）掌擦法。用全掌着力，稍用力下压做直线往返摩擦。

5. 搓法

用双手捧挟住肢体相对用力，做方向相反的快速搓揉，并同时做上下往返移动。

（1）拇指搓法。用拇指指腹着力于一定穴位上或反射区上做直线往返的快速搓动。

（2）掌搓法。用小鱼际或掌面着力于一定部位做单掌直线快速往返快速搓动（图1-21）。

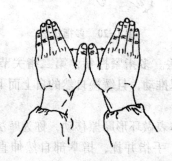

图1-21 掌搓法

（3）多指搓法。用多指指面着力于一定部位上做直线往返的快速搓动。

（4）双掌抱搓法。用双手掌抱住肢体做上下往返快速搓动

（图 1-22）。

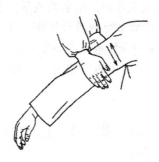

图 1-22　双掌抱搓法

三、挤压类手法

用指、掌或肢体其他部位按压或对称性挤压体表，称挤压类手法。本类手法包括按、点、拨、捏、拿、捻和踩跷等。

1. 按法

用指、掌或肘深压于体表一定部位或穴位，称为按法（图1-23）。

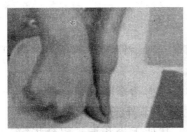
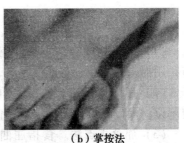

（a）指按法　　　　　　　（b）掌按法

图 1-23　按法

（1）指按法。拇指伸直，用拇指指面着力于经络穴位上，垂直向下按压，其余四指握紧起支持作用并协同助力。

（2）掌按法。腕关节背伸，用掌面或掌根着力进行按压。若欲增加按压力量，可将双掌重叠进行按压，或将肘关节伸直，并使身体略前倾，以借助上身体重来增加按压力量。

（3）肘按法。肘关节屈曲，用肘尖（即尺骨鹰嘴凸起部）着力进行按压。

2. 点法

用指端、肘尖或屈曲的指关节突起部分着力，点压一定部位，称为点法（图1-24）。

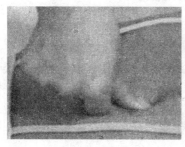 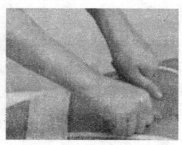

（a）拇指指端点法　　　　　　（b）屈母指点法

图1-24　点法

（1）拇指指端点法。手握空拳，拇指伸直并紧靠于食指中节，用拇指端点压一定部位。

（2）屈拇指点法。拇指屈曲，用拇指指间关节桡侧点压一定部位，操作时可用拇指端抵在食指中节外缘以助力。

（3）屈食指点法。食指屈曲，其他手指相握，用食指第一指间关节突起部分点压一定部位。操作时可用拇指末节内侧缘紧压食指指甲部以助力。

3. 拨法

用指端、掌根或肘尖做与肌纤维、肌腱、韧带呈垂直方向拨动，称为拨法。

（1）拇指拨法。用拇指做与肌纤维、肌腱、韧带呈垂直方向的拨动。

（2）掌根拨法。对肌肉薄、耐受性差的部位，用掌根做与肌纤维、肌腱、韧带呈垂直方向的拨动。

（3）肘尖拨法。对耐受性较强的下腰部、大腿后侧等用肘尖做与肌纤维、肌腱、韧带呈垂直方向的拨动（图1-25）。

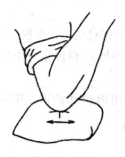

图1-25 肘尖拨法

4. 捏法

用拇指和其他手指在一定部位做对称性的挤压，称为捏法（图1-26）。

（1）两指捏法。两指捏法是以手握空拳状，用食指中节和拇指指腹相对，挟提皮肤，双手交替挤捏，向前推进。

（2）三指捏法。用拇指和食指、中指在一定部位做对称性的挤压。

（3）五指捏法。用拇指和其余四指在一定部位做对称性的挤压。

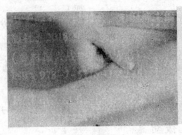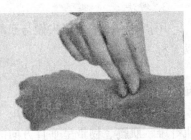

（a）两指捏法　　　　　　　（b）三指捏法

图 1-26　捏法

5. 拿法

用拇指和其余四指相对用力，提捏一定部位，称为拿法。

（1）三指拿法。用拇指和食指、中指相对用力，提捏一定部位。

（2）五指拿法。用拇指和食指、中指、无名指、小指相对用力，提捏一定部位。

6. 捻法

用拇指、食指捏住一定部位做快速地搓揉称为捻法。

（1）拇食指捻法。拇指与食指的指腹相对着力捏夹住施术部位或反射区上进行来回捻动。

（2）多指念法。拇指与其余四指的指腹着力捏夹住施术部位或反射区上，做相对用力来回捻动。

（3）捻揉法。拇指与其余指的指腹相对捏夹住施术部位稍用力做对称捻线状捻揉动作。

（4）扭法。拇指与其余指的指腹相对用力在施术部位上捏起皮肤，反复拧转扭动，使被扭拧处出现紫红色的方法。

7. 踩跷法

用单足或双足踩踏肢体的一定部位，并做各种动作称为踩踩法。

（1）**脚拇指踩法。**脚拇指钩屈，用指尖着力踩压，适用于腰骶关节两侧。

（2）**足掌踩法。**用足掌面着力，做揉拨、踩压、晃动等动作。

（3）**足跟踩法。**两足跟部着力做踩压、揉拨、扭转等动作。

四、振动类手法

以较高频率的节律轻重交替刺激，持续作用于人体，称振动类手法。本类手法包括抖法、振法等。特点是用力带动患者肢体做小幅度的颤动动作，多作为辅助性或结束性手法，治疗作用不大。

1. 抖法

用双手握住肢体远端做上下连续抖动，使关节肌肉产生松动感，称为抖法。

（1）上肢抖法。受术者取坐位或仰卧位，肩臂放松，施术者站在其前外侧，上身略前俯，用双手握住受术者大、小鱼际，慢慢将其向前外侧方向抬起至60°左右，稍带牵拉做连续的、小幅度的上下抖动，使抖动似波浪般地传递到肩部。

（2）下肢抖法。受术者仰卧，下肢放松，施术者站其足后方。用双手握住受术者踝部将其抬离床面30cm左右，稍带牵拉做连续的上下抖动，使大腿和髋部有舒松感。

（3）背抖法。术者与被术者背向而立，且两者以臂相互勾扣，并将被术者背起，同时，术者骶部抵住被术者腰部，自身抖动或摇动患者腰部（图1-27）。

2. 振法

以指或掌着力于一定部位做强烈的震颤，称为振法。

（1）指振法。中指伸直，着力于经络和穴位，食指加压于中指指背，肘微屈，运用手臂的静止性用力，使肌肉强力收缩，

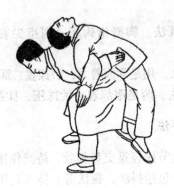

图1-27　背抖法

发生快速而强烈的震颤，集功力于中指并传递到受术者体内。

（2）掌振法。用掌面着力于一定部位或捧挟住机体两侧，以腕关节发力做振颤动作。

五、叩击类手法

用指、手掌、掌背、拳或特制的器械有节奏地叩打体表，称叩击类手法。本手法包括拍、叩、击、啄等方法。

1. 拍法

手指自然并拢，掌指关节微曲，用手腕部屈伸带动手着力于施术部位，平稳而有节奏地反复拍打的手法称拍法（图1-28）。

（1）四指拍法。施术者以食指、中指、无名指、小指并拢，平放于拍打部位，平稳而有节奏地反复拍打。

（2）指背拍法。施术者五指自然弯曲，用腕部屈伸带动手指以指背拍打施术部位。

（3）虚掌拍法。施术者五指并拢成空掌状，在体表进行拍打。

（4）五指散拍法。施术者五指散开，伸直，顺肢体或肌筋的方向，于施术部位进行拍打的方法。

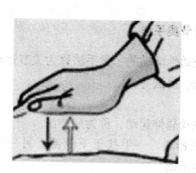

图1-28 拍法

2. 叩法

以空拳或指掌尺侧叩击受术部位。

3. 击法

（1）指尖击法。用指端轻轻打击体表，如雨点般下落。

（2）拳击法。施术者以单手或双手握空拳，在腕关节屈伸带动下，以空拳着力于施术部位，一起一落，有节奏地击打。

（3）掌击法。施术者手指自然分开，微屈，腕关节伸直或背伸，以掌根或小鱼际部位着力在施术部位，进行击打。

（4）棒击法。施术者以桑枝棒、按摩棒或磁疗棒等工具，用棒体平击施术部位。

4. 啄法

手自然屈曲，以腕关节屈伸带动指端着力，垂直于施术部位体表，呈鸡啄米状。

（1）三指啄法。单手拇、食、中三指捏紧垂直着力于施术部位上，以腕关节自然上下摆动，屈伸带动三指端，呈鸡啄米状弹打。

（2）五指啄法。双手五指自然分开呈爪形或微屈呈梅花形，以腕关节上下摆动，屈伸带动手指端，着力于施术部位进行弹打。

六、运动关节类手法

使关节做被动性活动的一类手法称为关节运动类手法，包括屈伸法、拔伸法、摇法等。

1. 屈伸法

使关节做被动屈伸运动，称为屈伸法。

（1）颈部屈伸法。一手扶于下颌部，另一手扶于枕部，使颈部做前屈后伸活动。

（2）颈部侧屈法。双手掌分别置于头的两侧，进行左右侧屈活动。

（3）肩关节屈伸法。一手扶其肩部，另一手握其腕部，做肩关节前屈后伸活动。

（4）屈肘过度后伸肩关节法。以右侧为例，受术者肘关节屈曲，肩关节后伸，施术者左臂肘窝抵住其肘下部，左右手十指交叉置于肩上部，继而用力向上抬肘使肩关节过度后伸。操作时应使肩关节尽量内收，以防损伤肩部软组织。

（5）肘关节屈伸法。一手握其肘部，另一手握其腕部，做肘关节的屈伸活动。

（6）腕关节屈伸法。一手握其腕部，另一手握住四指，做腕关节的屈伸活动。

（7）腰部屈伸法。受术者仰卧，双腿自然伸直，施术者立于足侧，并用大腿前侧分别顶住受术者的足掌部。然后，用双手分别握其腕部，用力牵引，使其坐起。稍顿，在受术者主动后仰（倒）的同时，施术者随之前倾伸臂，使受术者恢复卧位。如此反复做腰部屈伸法。

（8）髋、膝关节屈伸法。受术者仰卧，施术者站于一侧，一手按住其膝部，另一手握其足掌部，使髋、膝、踝关节同时屈曲，随即伸直复原。

（9）踝关节屈伸法。一手托其踝部，另一手握其足掌部，做踝关节屈伸活动。

2. 拔伸法

应用对抗力量对关节或肢体进行牵拉，使关节伸展，称为拔伸法。

（1）头颈部拔伸法。

①拇指托颈拔伸法：受术者坐位，施术者站于其后，用双手拇指顶按枕骨下方，掌根分别夹住下颌部助力，然后两手同时用力向上拔伸。

②仰卧托后脑拔伸法：受术者仰卧，头颈部在床沿之外，施术者位于其头前方，用一侧肘窝部微抱其下颌部，另一手掌置于其枕部，两手协同用力，做颈部拔伸。

③屈肘托颈拔伸法：受术者坐位，施术者一手扶住其后颈部，另一手用肘窝部托住其下颌，手掌扶住对侧颞部，两手同时用力向上拔伸。

（2）肩关节拔伸法。

①肩关节外展对抗拔伸法：受术者坐于低凳上，上肢放松，施术者站于其后外侧，用双手握住其腕部和肘部，逐渐用力拔伸，嘱受术者身体向另一侧倾斜或有一助手协助固定其身体，以牵拉之力相对抗。

②肩关节手牵足蹬拔伸法：受术者坐位，施术者将一足跟置于其腋下，或用膝部顶住受术者腋下，双手握住其同侧腕部做徐徐拔伸，并同时用力顶住腋窝与之对抗。稍顿，再逐渐使其肩部内收、内旋。

③肩上举拔伸法：受术者取直立位或坐位，施术者立一侧，双手握其腕部，先轻轻前后摆动上肢，待肩关节放松后，施术者猛然上提其上肢，做肩关节拔伸活动。

（3）肘关节拔伸法。一手握受术者上臂下端，另一手握其腕部，两手相对用力做肘关节拔伸活动。

（4）腕关节拔伸法。一手握其前臂下端，另一手握其手部，两手相对用力做腕关节拔伸活动。

（5）指（趾）关节拔伸法。一手握住被拔伸关节近侧端，另一手捏住远侧端，两手相对用力做指（趾）关节拔伸活动。

（6）腰部拔伸法。受术者俯卧，双手用力抓住床头，施术者两手分别握住其两踝关节上端，然后，逐渐用力做腰部拔伸牵拉活动。

（7）髋关节拔伸法。受术者仰卧，施术者立其足侧，双手握其足踝部，使其髋膝关节屈曲，然后快速将其下肢向下牵拉。本法可双侧同时操作。

（8）踝关节拔伸法。受术者仰卧或坐于床上，施术者用一手握住其踝关节，另一手握住其足掌部，两手协同做相反方向的用力拔伸。

3. 摇法

使关节做被动的环转活动，称为摇法。

（1）颈项部摇法。施术者用一手扶住其头顶后部，另一手托住下颌，双手协同做相反方向的左右环转摇动（图1-29）。

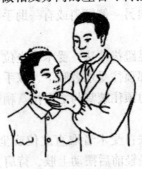

图1-29　颈项部摇法

（2）肩关节摇法。施术者用一手扶住其肩部，另一手握住腕部或托住肘部，做环转摇动。

（3）肘关节摇法。施术者一手握其肘部，另一手握其腕部，在肘关节弯曲的基础上做环转摇动。

（4）腕关节摇法。施术者一手握其腕部，另一手握其四指，做腕关节环转摇动。

（5）掌指关节或指间关节摇法。施术者一手握其掌或指的近端，另一手捏住手指远端，在稍用力拔伸的同时做掌指关节或指间关节的环转摇动。

（6）腰部摇法。受术者端坐，施术者用一手搂压住其一侧肩部，另一手抱于其同侧腰部，然后做腰部逆时针方向的摇动。

（7）髋关节摇法。受术者仰卧，髋、膝弯曲，施术者一手托住其足跟，另一手扶住膝部，做髋关节环转摇动。

（8）膝关节摇法。受术者仰卧，施术者立于一侧，一手按其膝关节上部，另一手握其踝部，在关节弯曲 90°的基础上做环转摇动。

（9）踝关节摇法。受术者仰卧，下肢伸直，施术者一手托其足跟，另一手握其足掌部，在髋关节摇法稍用力拔伸的同时，做踝关节环转摇动。

第四节　按摩手法的要求和要领

一、按摩手法的要求

熟练的手法技术应该必须具备：均匀、有力、柔和、持久、深透五方面的基本要求。

1. 均匀

所谓均匀是指手法动作要有节奏性和平稳性，包括动作的幅

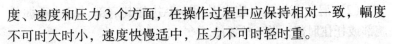

度、速度和压力 3 个方面，在操作过程中应保持相对一致，幅度不可时大时小，速度快慢适中，压力不可时轻时重。

2. 有力

所谓有力是指手法操作必须具备一定的力量，才能达到有效的刺激作用，这种力量并不是固定不变的，而应根据个人体质和部位等不同情况而增减。手法必须具备的力量，不能简单地理解为单纯的力量，是手法技巧与力量的有机结合。切忌动作生硬粗暴，强拉硬板，以及蛮力、暴力。不讲手法技巧，会对机体造成不良影响。

3. 柔和

所谓柔和是指手法动作稳健灵活和用力缓和，用力不要粗暴生硬，使手法轻而不浮，重而不滞，被施手法者感到舒适，乐于接受。正如《医宗金鉴》所说"法之所施，使患者不知其苦，方称为手法"。柔和并不是柔弱无力，是柔而有韧力且手法动作连贯自然的变化。

4. 深透

所谓深透是指手法动作的刺激效应不只是停留在体表，而应深透到机体深处的筋脉骨肉，甚至脏腑之中，有得气感。深透实际是手法技巧综合作用的结果，手法只有具备了持久、有力、均匀、柔和，才能达到深透，使手法的刺激效应传之于内，达到保健、美容、预防和治疗疾病的作用。

5. 持久

所谓持久是指手法的运用要有耐久力，保证手法能够严格地按照技术要求和操作规范持续操作足够的时间。保持动作和力量的连贯性，不能断断续续。从而保证对机体刺激作用的连续性。

均匀、有力、柔和、深透、持久这"十字"基本功是密切联系、相辅相成、互相渗透的。

二、按摩手法的要领

1. 由近及远

由近及远就是以心脏为中心，离心脏近的部位为近端，反之为远端。例如大腿和小腿，大腿离心脏部位较小腿离心脏近，那么大腿即为近端，小腿为远端。按摩一般是从近端到远端进行操作，如从大腿到小腿，从上肢肩臂到肘腕部等。因为，动脉血是由心脏流向远端，如此按摩，则顺应动脉血的流动，顺应神经的走向，加速血液的运行，改善组织的供氧，有利于舒展筋脉，起到舒筋活络的作用。

2. 由轻到重

按摩需要用力，但用力要求适当，并非力越大越好，需结合身体的情况采用先轻后重的按摩法。轻手法能调节脏腑功能，重手法能舒通经络，若手法太重则适得其反，因为，若局部出现疼痛，必然会使被按摩者情绪紧张，肌肉收缩，致局部的血液不畅，达不到预期的效果。一般来说，初次按摩手法宜轻，按摩刚开始时宜轻，重复按摩手法时可稍重，当身体已适应按摩手法可稍重。在家庭按摩中一般多采用轻柔手法，但手法要稳而灵活，用力要缓和，轻而不浮，重而不滞。就是说，"轻"不要在皮肤上飘动，无"渗透"作用；"重"不要在局部深按，易发生淤血，不要用蛮劲和突发暴力以免导致新的血流不畅。

3. 由弱到强

由弱到强是指在按摩刚开始时采用弱刺激。特别是老年人，常患有骨质疏松症，骨质脆，需先采用弱的刺激手法，如摩法、摸法、抹法、揉法，让被按摩者先有一个适应过程，无论是自我按摩或被按摩均应如此。若按摩者采用强刺激时，如按法、拿法、捏法、击法，应经常询问被按摩者，以求达到既能接受治疗又不致损伤身体的目的。一般在按摩大腿等肌肉丰满的部位时，可采用稍强的刺激手法；若身体瘦弱、肌肉少的部位，则需用弱的刺激，如小腿部不应用强刺激。手法力量强弱还需结合被按摩者的体质、病情、部位等不同情况来确定。若手法力量不及或太过都会影响疗效。在家庭按摩中，按摩者可能达不到一定的力量，可适当改变手法技巧，如点按法一般多用拇指，还可借助一些按摩工具，以弥补力量的不足。

4. 从上到下

从上到下主要对四肢部位而言，因为，从上到下进行按摩更方便。人体的四肢是大腿或上臂较小腿和前臂肌肉要丰富，即使力量较大些，病人一般不会感到太疼痛，而小腿或前臂肌肉少，当按摩这些部位时，易出现疼痛；若肢体肌肉痉挛，呈条索状，从上到下有利于粘连松解；再就是人的重心在躯体，当用力时，不会使被按摩者肢体晃动。

5. 由慢到快

由慢到快主要是指按摩频率。刚开始频率宜慢，随后可逐渐加快频率；初次按摩宜用慢频率，反复按摩时可加快频率。施用衮法，先用慢频率让身体有一适应过程，特别是从未进行过按摩者，频率慢可以消除被按摩者的紧张心理，也使肌肉放松、情绪稳定。待身体已经适应按摩后，可以用稍快的频率，直至快频率，由此更能发挥治疗作用。一般而言，在家庭按摩中，对老年人以慢频率为多用。

6. 由表及里

由表及里是指按摩时要求力量能由表层渗透到里面，不要在皮肤上飘动，更不要将皮肤擦伤。手法忌虚浮于表、力不达里，手下之力量应通过体表深入肌肉、筋骨、脏腑，使被按摩者有沉实之感。要达到深层时，一般实施过程中要具有一段时间的持续力量，有些特定的穴位、部位，需连续刺激才能表现出效果，所以，由表及里，既有技巧问题，也要有时间的保证。

7. 由内向外

此处所述内外，是以身体中线为内，其余为外，例如，以胸部而言，胸骨为内，胸骨两侧相对为外。岔气、胸胁屏伤者，出现胸痛，不能深呼吸，甚则不能大声讲话，此时，按摩须先揉按胸部并逐渐延至外侧；使用推法、擦法时，假如按摩者站在被按摩者左边，则须从胸骨部向被按摩者右边外下方按摩，切忌向内按摩，否则，会加重胸闷。

8. 动作连贯

要求手法能连续、持久、均匀，并要有一定的力度，不可忽轻忽重，忽上忽下，忽左忽右。动作要有节律性，速度、力度要有节奏感，例如，拍法可拍一下后紧接着 2 次连拍，中间稍停 1 秒钟，再重复前面的拍法，这样听起来感觉舒缓而非噪声。

第五节　按摩手法的补与泻

手法是按摩保健治疗的手段，需要根据患者的体质强弱和病情虚实，采取或补或泻或兴奋或抑制的手法。

一、手法补泻的含义

"虚则补之，实则泻之"是中医辨证治病的基本法则，也是手法治疗的基本法则。补乃补正气之不足，凡能补充人体物质不足或增强人体组织某功能的治疗手法，即为之补法。泻乃泻邪气之有余，凡具有直接祛除体内病邪的作用，或抑制组织器官亢进的治疗手法，即为之泻法。手法通过对经络穴位或特定部位的各种不同的方式刺激，使机体内部得到调整，起到扶正祛邪的功效，这就是手法补泻的含义。

二、补泻作用的相对性

"补"和"泻"虽是相反、对立的2种作用,但又是相互联系的,其共同的目的是调节阴阳,增强人体正气,所以,"补""泻"之间的关系是对立统一的。补泻作用并非一成不变,而是有相对性的。应根据具体情况,灵活应用。

三、决定手法补泻的主要因素

决定手法补泻的主要因素如下。

1. 血液运行方向

从血流运行的方向来看,向心性手法为补,离心性手法为泻。

2. 手法旋转的方向

以手法旋转的方向来说,顺时针方向操作的手法为补,逆时针操作的手法为泻。即所谓"顺时针为补,逆时针为泻"。

3. 经络的循行方向

从经络的循行方向来说,顺经络循行方向操作的手法为补,逆经络循行方向操作的手法为泻。即所谓"顺经为补,逆经为泻"。

4. 手法的刺激强度

就手法的刺激强度来讲,轻刺激的手法为补,重刺激的手法为泻。即所谓"轻手法为补,重手法为泻"。

5. 手法频率的快慢

从手法操作频率的快慢来看,操作频率快的手法为泻,操作频率慢的手法为补。即所谓"快手法为泻,慢手法为补"。

第二章　按摩接待与咨询

第一节　按摩接待礼仪

礼仪是表现律己、敬人的一种行为规范，对于保健按摩行业来说，礼仪是表现对客户人性化服务和关爱的重要途径。

一、语言的要求

在用语言进行交谈时，对语言的要求是：文明、礼貌、准确。语言是交谈的载体，交谈者对它应当高度重视，精心斟酌。

1. 语言要文明

作为有文化、有知识、有教养的现代人，在交谈中一定要使用文明优雅的语言，绝对不能使用粗话、脏话、黑话、荤话、怪话、气话。

2. 语言要礼貌

在交谈中多使用礼貌用语，是博得他人好感与体谅的最为简单易行的做法。在社交中，尤其有必要对下述"五句十字"礼貌语加以恰当地运用。

（1）"您好"。这是一句表示问候的礼貌语。遇到相识者与不相识者，不论是深入交谈，还是打个招呼，都应主动向对方先问一声"您好"。如果对方先问候了自己，也要以此来回应。

（2）"请"。这是一句表示请求的礼貌语。在要求他人做某件事情时，多用上一个"请"字，就可以得到对方的照应。

（3）"谢谢"。这是一句致谢的礼貌语。每逢获得理解、得到帮助、承蒙关照、接受服务、受到礼遇时，都应当立即向对方道一声"谢谢"。这样既是真诚地感激对方，又是对对方的一种积极肯定。

（4）"对不起"。这是一句道歉的礼貌语。当打扰、妨碍、影响了别人，或是在人际交往中给他人造成不便，甚至给对方造成某种程度的损失、伤害时，务必要及时向对方说一声"对不起"，可以使大事化小，小事化了，并有助于修复双方关系。

（5）"再见"。这是一句道别的礼貌语。在交谈结束、与人作别之际，道上一句"再见"，可以表达惜别之意与恭敬之心。

3. 语言要准确

在交谈中，语言必须准确，主要应注意以下几点。

（1）发音要准确。在交谈中，要求发音标准，其含义有3种：一是发音要标准，不能读错字、念错字，让人误会；二是发音要清晰，让人听得一清二楚，不能含含糊糊；三是音量要适中，音量过大令人震耳欲聋，过小则让人听起来费劲。

（2）语速要适当。语速，即讲话的速度。在讲话时，对其应加以控制，保持匀速，快慢适中。在交谈中，语速过快、过慢或忽快忽慢，都会影响交流效果。

（3）口气要谦和。在交谈中，讲话的口气一定要亲切谦和。不要摆架子、耍派头，以上压下，官气十足，盛气凌人，随便教训、指责别人。

（4）内容要简明。在交谈时，应力求言简意赅。不着边际的话语会让人听起来不明白。

（5）方言要少用。交谈对象如果不是自己的家人、乡亲，则最好不用对方有可能听不懂的方言或土语，否则就是对对方不尊重。在多方交谈中，即便只有一个人听不懂，也不要采用方言或土语，以免使其产生被排挤、冷落之感。

二、称赞与感谢礼仪

1. 称赞

称赞与感谢都有一定的技巧。如不遵守、各行其是，不但可能会显得虚伪，而且还可能词不达意，招致误解。例如，称赞宾客"您今天穿的这件衣服比前天穿的那件衣服好看多了"，就是用词不当的典型例子。有可能被理解为指责对方前天穿的那件衣服太差劲，不会穿衣服。因此，在称赞时要注意做到以下几点。

（1）实事求是。称赞别人应有感而发、诚挚中肯。称赞与拍马屁和阿谀奉承有本质的区别。称赞别人的第一要则，就是要实事求是，力戒虚情假意，乱给别人戴高帽子。夸奖一位不到40岁的女士"显得真年轻"还说得过去；要用同样的语言来恭维一位气色不佳的80岁老太太，就过于做作了。离开"真诚"二字，称赞将毫无意义。

（2）因人而异。有位西方学者曾说过：面对一位真正美丽的姑娘，才能夸她"漂亮"；面对相貌平平的姑娘，称道她"气质甚好"方为得体。他的话讲得虽然有些率直，但却道出称赞他人的第二要则：需要因人而异。

男士喜欢别人称赞他幽默风趣、很有风度，女士渴望别人注意自己年轻、漂亮。老年人乐于别人欣赏自己知识丰富、身体保养好。孩子们喜欢别人表扬自己聪明、懂事。适当地道出他人内心之中渴望获得的赞赏，最受欢迎。

（3）自然流露。称赞别人的第三要则，是话要说得自然、不露痕迹，听起来不要过于生硬，更不能"一视同仁、千篇一律"。

（4）谦和有礼。最后应当指出的是，在人际交往中，不要"老王卖瓜自卖自夸"；应当少夸奖自己，多称赞别人。

2. 感谢

感谢也是一种赞美。对它运用得当，可以表示对他人的恩惠领情不忘，知恩图报，而不是忘恩负义、过河拆桥。

在工作中，需要保健按摩师认认真真地对他人说一声"谢谢"的机会非常之多：受到他人夸奖的时候，应当说"谢谢"。这既是礼貌，也是一种自信。旁人称道自己的衣服很漂亮、英语讲得很流利时，说声"谢谢"最是得体。反之，要是答以"瞎说""不怎么地""哪里、哪里""谁说的""少来这一套"，就显得无礼了。得到宾客的理解与支持时，别忘真诚地说一声"谢谢"；得到领导、同事、朋友的关照后，一定要当面说一声"谢谢"。

表示感谢，最重要的是要真心实意。为使被感谢者体验到这一点，务必要做到认真、诚恳、大方。话要说清楚，要直截了当，不要连一个"谢"字都讲得含混不清。表情要加以配合：要正视对方双目，面带微笑。

表示感谢时，所谢的是一个人，自然需要突出。所谢的若是多人，可统而言之"谢谢大家"，也可一一具体到个人，逐个言谢。

第二节　按摩接待

接待服务是从宾客走进店面门口到其接受保健按摩服务完成期间保健按摩师要做的工作。接待服务贯穿整个过程，所以说，它是一个至关重要的环节。接待技巧水平的高低，不仅仅是保健按摩师个人素质的表现，也是决定保健按摩院效益好坏的关键。按摩接待主要包括迎送和引导。

一、迎送

1. 迎送的语言

要给宾客留下良好的第一印象，就必须面带笑容、热情接待、彬彬有礼、落落大方，使宾客有宾至如归的感觉。

（1）迎接用语。在人际交往中，迎接用语一般为"欢迎光临""请""您好"等，但要在这些常用语说出来时，让宾客感觉到是真诚、发自内心的，而不是机械重复、千篇一律的，这就需要注意说话时的语气和语调。同样的话语，不同的语气、语调、语速等，可以反映出说话者不同的感情和态度。

①语气：委婉的语气更能体现对宾客的尊重。保健按摩师在迎接宾客时，禁止使用命令式语气，而应多用请求、商量的语气。比如正逢业务繁忙，可以用"对不起，请您稍等一会儿好吗""不好意思，现在房间满了，请您坐在这边先休息一下好吗"等语句。

②语调：语调的抑扬顿挫体现了一个人的感情与态度。保健按摩师轻柔舒缓、委婉温和的语调能很快缩短与宾客之间的距离，进而吸引和感染宾客；而粗直无礼、单调无力的语调则会排斥宾客，使人反感。保健按摩师切忌拿腔拿调、矫揉造作。

③声音：保健按摩师说话的声音应当是自然、圆润、悦耳的，音量适中，既利于与宾客交流，又可以展示自身稳重文雅的形象。

④语速：保健按摩师适当的语速，既能表达清楚语意，又可使宾客情绪放松。如果说话的速度过慢，经由耳朵传到大脑的信息间隔时间长，便会导致听话的人转移注意力；如果语速过快，又会使人应接不暇、精神紧张。

（2）道别用语。道别用语可以使宾客感受到善始善终的服务。因此，不能忽视最后的这个环节，应保持完成圆满的服务。

道别时注意观察宾客的神情，了解宾客的满意程度。除了说"再见"外，还可以主动征询宾客对服务的意见，如"不知道您对本次服务是否满意""如果您对我们的服务感到满意的话，欢迎再次光临""也许我们的服务还未能使您完全满意，请指点一下好吗"等，此类用语可使宾客感到服务周到、细致，得到心理上的满足。

送别时，恰到好处地表达对宾客的关怀和体贴，可以起到锦上添花的作用。比如"下雨了，小心路滑""天黑了，请慢点""您带着小孩，请注意安全"等，传送充满爱心的送别语，让宾客有亲切、温暖的感受。

2. 迎送的神情和姿态

（1）迎送的神情。表情在人际交往中能起到很重要的作用。表情的自然流露是心理活动和思想情绪的展示。保健按摩师美好的神情，不仅仅是心情愉悦的反映，也是职业的需要。

①笑容：笑容是一种令人感觉愉快、发挥正面作用的表情，既悦己又悦人，是人际交往的一种轻松剂和润滑剂。笑容能缩短人与人之间的心理距离，扫除交际障碍，为深入地沟通与交往创造和谐、温馨的氛围。古人曾经有言"笑一笑，十年少"，说明适时地笑还可以健身养性。因此，"笑"是保健按摩服务工作中不可缺少的礼仪。

在迎送中，如能恰如其分地运用微笑，就可以与宾客沟通心灵，消除疑虑，传递感情，消除陌生感和拘束感。以发自内心的微笑表示出对宾客的敬意。切不可故作笑颜，假意奉承，也不可笑得过火，否则，会显得不稳重。

②目光：目光被称为最有表现力的"体态语言"。在迎送中，应当用坦然、亲切、友好、和善的目光面对宾客，并注意以下几点。

行注目礼，正视对方眼睛。在迎送中，应当用目光向宾客致意，正视对方眼部，使其感到亲切。

视线齐平。俯视和斜视都是不礼貌的。在迎送中，最佳的视线是与宾客的视线保持相应高度，如碰上小孩或坐轮椅的宾客，应调整姿势与其视线齐平进行交流。

在迎送中，切忌一直盯着宾客的眼睛或身体的某个部位，这样做不仅是极不礼貌的，而且还会显得神情呆钝；也不能东张西望、漫不经心。

笑容和目光是保健按摩师面部表情的核心，抓住这个核心，迎送活动就有了活力。

（2）迎送的姿态。

①行礼：宾客来到，应主动行点头礼示意。行礼时，保健按摩师要双手轻轻重叠，置于两腿前方中央处，目视对方，面带微笑，表示欢迎，然后退步，再做"请进"的手势。

②手势：规范的手势为五指并拢伸直，掌心向上，手掌平面与地面形成 45°，手掌与手臂成直线，肘关节弯曲约 140°，手掌指示方向时，以肘关节或肩关节为轴，上体稍向前倾，以示敬重。运用手势要注意防止生硬及指挥式的姿势。

（3）迎送的注意事项。

①在迎接宾客时，保健按摩师不可聚集在一旁，不可盯住宾客，不可边与别人说笑边接待宾客，不可把手插在衣袋里或在抱于胸前，也不可倒背着手。

②当宾客离开时，保健按摩师应当站立点头行礼，并道别："欢迎下次光临"，宾客离开时要对着宾客的背影再次点头行礼："欢迎再来"，不可不等宾客离去，就头也不回地离开。

③同时有几位宾客进门时，保健按摩师要做到"接一宾二招呼三"，不冷遇任何一位宾客。如果让宾客等候了一段时间，要对其表示歉意，恳切地问候："对不起，让您久等了"。

④在结束营业时，接待宾客应该更加礼貌，以令人满意的服务送走每一位宾客。

二、引导

1. 引导的方法

引导是在明确宾客的服务要求后，将其引领至服务点的工作。引导的手势及动作是体现保健按摩师修养的一个环节，千万不能轻率地示意，以免使宾客产生"敷衍"的感觉。

引导的基本要领有3点，即清楚、适当、使宾客感觉舒服。正确的引领方法是礼貌地问候对方，再说"请您跟我来"，保健按摩师走在宾客左前方，视线落在客人的脚跟和行进方向之间，碰到转角或阶梯时，要目视宾客，以手势指示方向，并说"请往这边走""请注意台阶"等。如整个程序流畅、笑容可掬、言语诚恳，就能加深宾客的好感。

值得注意的是，有些人认为引领宾客时，走在客人前面是不礼貌的，于是让客人先走，这反而显得本末倒置，失去了引导的意义。

引导至服务点时，要欠身用手示意，如需推门、关门，则以左手轻轻推转门右侧方的把手，顺势进入，换右手扶住门，同时，左手作出引客入门的姿势，侧身微笑着招呼宾客："请进"，待宾客进入后，面向宾客退出，离开时将门轻轻带上。

2. 引导的语言

引导的语言与迎送的语言要求一样，应礼貌并具有亲和力，但内容有所不同。

引导时，可以简要介绍保健按摩院有关情况，但切忌让宾客感觉是硬性推销某些服务，只需将保健按摩院的大体分布交代清楚即可。对于宾客的提问，应耐心细致地回答，尤其要注意宾客的心理需求，使引导这个过渡阶段成为良好服务的一个环节。

引导的语言一般有：肯定式语气，如"请跟我来"；征询式语气，如"请跟我来，好吗"；征询疑问语气，如"您还有其他疑问吗？如没有的话，就里边请，好吗"。

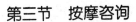

第三节　按摩咨询

　　按摩保健院为宾客提供咨询的目的是使宾客了解按摩保健项目，是吸引、留住宾客的一个重要环节。宾客走进按摩保健院，就是希望在按摩保健院中能找到最适合自己的按摩保健项目，希望消费能与获得的效果等值。作为按摩师应当清楚明确地向宾客介绍按摩保健服务项目及其作用，帮助宾客选择合适的消费项目。

一、服务项目的介绍方法

　　服务项目的介绍主要指保健按摩师向宾客说明本套保健按摩法的特点、方法、流程、作用等一些具体内容，让宾客对其有一定了解，并产生兴趣。

　　（1）按摩师在介绍服务项目时，一般先用简单的一句话解释按摩保健的方法和基本作用，如："这套按摩保健项目是……能起到……作用"，让宾客有大致了解。

　　（2）基本情况介绍完后，宾客可能会对某些方面很感兴趣，并提出疑问。这时，按摩师就可以根据宾客的问题进行详细解答，一般涉及按摩精油的选择、按摩的流程、与其他按摩的区别、具体作用和注意事项等。

　　（3）如宾客听完基本介绍后，并没有表现出明显的兴趣，且无任何疑问，按摩师则应尽量把以上内容作简单介绍。

二、服务项目的介绍技巧

　　（1）介绍项目时，要求用词简单、通俗、准确，语速缓慢，使宾客容易理解、感到亲切，避免用一些专业术语和生僻词汇。

　　（2）介绍时，内容尽量简单明了，抓住重点，突出保健按摩特点，不要泛泛而谈、不着边际，那样只会让宾客觉得不知所云，更加糊涂。

（3）尽量根据宾客的兴趣决定介绍重点。

（4）介绍按摩的作用时，要求实事求是，不要过于夸张。应从大范围描述其作用，避免过于具体，如"治疗高血压""消除咳嗽、咽痛症状"等都是不宜的；多用"改善""缓解""调节"等词语。

第三章　仰卧位保健按摩

第一节　按摩准备

一、上岗前的准备工作

按照保健按摩院卫生要求，做好本岗的环境卫生。

1. 准备用品用具

按摩床、枕头、床单、凳子、按摩膏、按摩巾等用品用具要齐备，摆放在便于使用的位置，以供操作时使用。按摩用品、保健品应摆放在明显的位置，以供宾客选购。

2. 整理个人及环境卫生

除了要经常保持室内外卫生和设备及用品、用具的整洁外，保健按摩师每天上班或按摩前应对其环境、用具和个人卫生进行清理，要穿好工作服；在标准位置佩戴胸卡，胸卡上标明保健按摩师姓名、编号等。

个人卫生工作包括洗脸、洗手、梳理头发，女按摩师可化淡妆，穿干净统一的工作服，去掉手上佩戴的饰物，以便于操作。

二、上岗后的准备工作

（1）检查仪器、设备电源是否安全，是否能随时接通，并插好电源。

（2）检查保健按摩服务项目的用品、用具是否消毒及准备妥当。

（3）引导宾客做好保健按摩服务项目前的准备。

（4）帮助宾客填好登记卡。

（5）请宾客除去所有佩戴的饰物，更换保健按摩院专用拖鞋及衣服，平躺于按摩床上，准备开始保健按摩项目服务。

第二节　按摩头面部

一、按摩手法和常用穴位

按摩头部能疏通六阳之气，使百脉调和、髓海充养、精神调治，从而起到安神醒脑、放松精神、缓解疲劳、改善睡眠、增强记忆等作用，并且能预防神经衰弱、高血压、面神经麻痹、感冒及神经性头痛等疾病。

1. 常用手法

揉法、推法、摩法、抹法、点法、梳理法。

2. 常用穴位

印堂、百会、太阳、睛明、水沟、地仓、颊车、攒竹、风池、风府。

按摩时手法要柔和、轻巧，不宜过重。保健按摩师不得佩戴手表、首饰以防划伤宾客皮肤，面部皮肤有破损者不宜做面部按摩。

二、按摩操作

1. 分抹印堂至太阳

保健按摩师用双手拇指指腹由宾客印堂穴开始，经前额分别向两侧抹至太阳穴，力量不宜过重，反复 5～10 次，并顺势在太阳穴按揉数次（图3-1）。

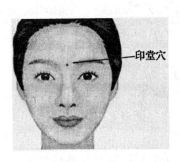

图3-1　印堂穴

2. 轻揉眼眶

保健按摩师用双手拇指指甲轻掐宾客两眼目内眦处睛明穴半分钟，然后再以两拇指指腹面自睛明穴起，由内向外、由下至上轻摩眼眶3~5圈。

3. 推摩鼻翼至颧髎

保健按摩师以两手拇指指腹点按宾客迎香穴30秒，然后自鼻翼、迎香，经巨髎穴推至颧髎穴，反复3~5次。

4. 推抹水沟至地仓

保健按摩师双手拇指指腹自宾客水沟穴推抹至地仓穴（图3-2），反复3~5次。

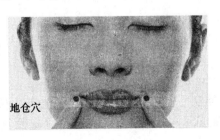

地仓穴

图3-2　地仓穴

5. 轻摩下颌至颊车

保健按摩师双手多指指腹轻摩宾客下颌至颊车，反复3~5次。

6. 轻揉颊车至太阳

保健按摩师双手食指、中指、无名指三指并拢，以中指指腹为主，自宾客颊车穴轻揉至太阳穴，反复3~5次。

7. 点揉印堂至百会

保健按摩师一手拇指指腹自宾客印堂穴起，点揉至百会穴，反复3~5次。其中，可重点点揉印堂、神庭、百会穴各30秒，双手拇指可交替进行（图3-3）。

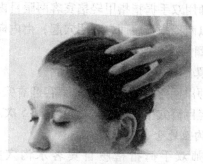

图3-3 点揉百会穴

8. 点揉攒竹至百会

保健按摩师双手拇指指腹自宾客攒竹穴起点揉至百会穴，反复3~5次。其中可重点点揉攒竹、百会各30秒。

9. 勾点风池、风府

保健按摩师双手中指指端勾压宾客风池穴（双穴），单手中指指端勾压风府穴1~2分钟，压后缓揉数下，反复2~3次。

10. 梳理头皮

保健按摩师双手十指略分开，自然屈曲，以指尖或指腹梳理宾客头部（上午用指尖，下午用指腹），并双手交替搓动，如洗头状。反复操作数次，时间2~3分钟。

11. 轻揉耳郭

保健按摩师两手拇指与食指指腹揉捏宾客两侧耳郭1~2分钟，并向下方牵拉耳垂，反复3~5次（图3-4）。

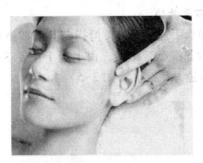

图3-4 轻揉耳郭

第三节 按摩胸腹部

一、按摩手法和常用穴位

胸腹为人体脏腑的外廓，内应五脏六腑，五脏六腑之气均汇聚于胸腹相应的部位。在胸腹部进行按摩，可以调整脏腑功能，调节人体气机，流通气血，平衡阴阳，达到疏肝理气，强健心肺、脾胃、生殖功能，培本固元，强身健体的作用。

1. 常用手法

推法、揉法、拿法、按法、压法、摩法。

2. 常用穴位

上脘、中脘、下脘、天枢、气海、关元。

按摩时要根据宾客的身体状况采用不同的补泻手法，对女性宾客采用推法时，应避开胸部等敏感部位。

二、按摩操作

1. 掌根按压双肩

保健按摩师双手掌根同时按压宾客双肩5~6次。

2. 分推胸部至两胁

保健按摩师双手虎口张开，拇指与其余四指抱定宾客胸廓，自正中线向两侧分推至腋中线，由上至下反复3~5次，对女性宾客分推时，应避开敏感区（图3-5）。

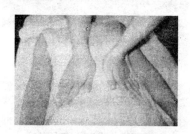

图3-5　分推胸部至两胁

3. 全掌揉腹部

宾客双膝屈曲，腹部放松，保健按摩师叠掌轻揉宾客腹部，先揉脐周，然后顺时针揉全腹，时间为2~3分钟（图3-6）。

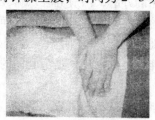

图3-6　全掌揉腹部

4. 轻拿腹直肌

宾客双膝屈曲，腹部放松，保健按摩师以双手拇指置于腹肌

一侧，其余四指置于腹肌另一侧，自上而下，提拿腹肌 3~5 次
（图 3-7）。

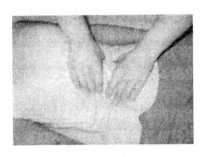

图 3-7 轻拿腹直肌

5. 点压上脘、中脘、下脘、天枢、气海、关元

宾客双膝屈曲，腹部放松。保健按摩师以食指、中指、无名
指指腹沿宾客腹正中线由上至下点压上脘、中脘、下脘各 1 分
钟，以拇指和食指点压天枢穴（双穴）1 分钟，再以食指、中指
指腹点压气海、关元。上腹不适以点压上脘、中脘、下脘为主；
下腹不适以点按气海、关元为主；两侧不适以点压天枢穴为主
（图 3-8）。

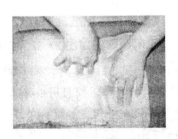

图 3-8 点压

6. 摩腹

宾客双膝屈曲，腹部放松。保健按摩师以掌心置于宾客脐部，

以脐为中心，先顺时针后逆时针，各旋转轻摩脐周 30 次（图 3-9）。

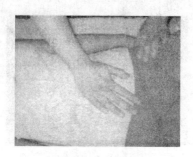

图 3-9　摩腹

第四节　按摩上肢部

一、按摩手法和常用穴位

上肢为手三阳、手三阴经脉循行部位，上肢部腧穴如图 3-10 所示，上肢手三阳、上肢手三阴经腧穴如图 3-11，图 3-12 所示。

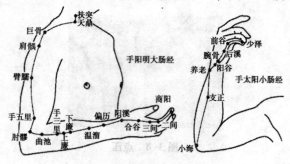

图 3-10　上肢部腧穴

经常按摩上肢，不仅可以疏通上肢经络，而且可以调理、加

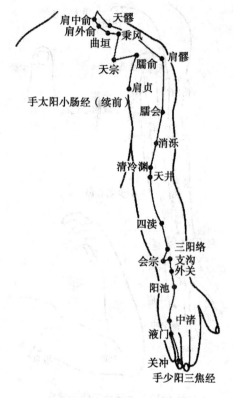

图3-11　上肢手三阳经腧穴

强相应脏腑的功能。对于腱鞘炎、键盘指、腕管综合征、网球肘、上肢酸沉、肩周炎、颈肩痛均有很好的保健作用；同时，对于加强心肺功能、预防心脏病也有良好的效果。按摩时手法力度要适宜，摇肩时幅度不宜过大。

1. 常用手法

推法、拿法、按法、揉法、压法、点法、搓法、抖法、摇法。

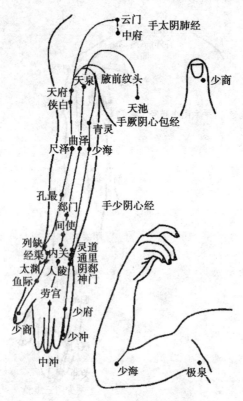

图 3-12　上肢手三阴经腧穴

2. 常用穴位

曲池、手三里、内关、合谷、劳宫。

二、按摩操作

1. 拿揉上肢三阴三阳

保健按摩师一手托住宾客一侧腕部，另一手拇指与其余四指相对，沿经脉（三阴三阳）路线或肌肉轮廓，拿揉上肢肌肉，由肩部至腕部，反复3~5次（图3-13）。

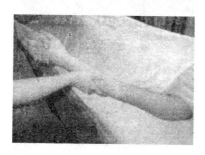

图3-13 拿揉上肢肌肉

2. 按揉腕关节

保健按摩师双手握住宾客一手的大、小鱼际，用双拇指交替轻揉腕关节1~2分钟（图3-14）。

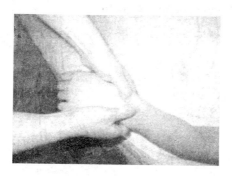

图3-14 按揉腕关节

3. 点按曲池、手三里、内关、神门、合谷、劳宫

保健按摩师用两手托起宾客一侧上肢，另一手拇指分别点按曲池、手三里、内关、神门、合谷、劳宫各30秒，点后以轻揉或点揉相结合进行按摩（图3-15）。

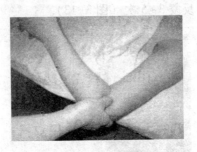

图 3-15 点按曲池

4. 推按手掌并拔伸掌指、指间关节

保健按摩师双手托住宾客手背，以双手拇指指腹推摩宾客掌心 3~5 次，然后保健按摩师以食指与中指依次夹住宾客拇指、食指、中指、无名指、小指，拔伸指关节，并急速滑脱，保健按摩师两指相撞可发出响声（图 3-16）。

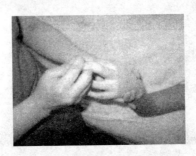

图 3-16 拔伸掌指、指间关节

5. 抖动上肢

保健按摩师双手同时握住宾客一手大、小鱼际部，在稍用力牵拉的基础上，上下抖动上肢 1~2 分钟。

6. 摇肩关节

保健按摩师用一手扶住宾客肘部，另一手握住其四指，先顺时针后逆时针，环转摇动肩关节各 5~10 圈，做完一侧再做另一侧。

第五节　按摩下肢前、内、外部

一、按摩手法和常用穴位

下肢前侧、内侧、外侧为足阳明、足三阴以及足少阳经脉循行的部位，经常按摩下肢不仅能改善脾胃、肝胆功能，促进消化和吸收，加强肾、生殖泌尿功能；还能改善下肢血液循环，消除下肢酸软沉重和疲劳等。对于膝关节病、下肢发凉等也具有很好的保健作用。

1. 常用手法

按法、揉法、抱揉法、拿法、推法、拍法、打法、压法。

2. 常用穴位

足三里、血海、三阴交。

推、拿下肢膝关节处手法要轻，不宜过重。

二、按摩操作

1. 直推下肢前侧、内侧、外侧

保健按摩师以手掌紧贴宾客大腿根部，分别自股内侧直推至足弓，自髀关推至足背，自环跳推至足外踝，各3~5次（图3-17）。

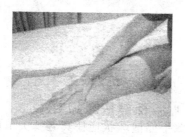

图3-17　直推下肢

2. 拿揉下肢前侧、内侧、外侧

保健按摩师以双手拇指与其余四指分别着力于宾客下肢前侧、内侧、外侧，自上而下，拿揉3~5次（图3-18）。

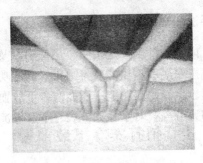

图3-18 拿揉下肢

3. 按压足三里、血海、三阴交

保健按摩师以拇指分别按压宾客血海、足三里、三阴交各1~2分钟（图3-19）。

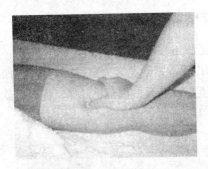

图3-19 按压血海

4. 抱揉膝关节

保健按摩师双手如抱球状抱住宾客膝关节两侧，轻揉1~2分钟（图3-20）。

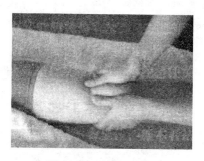

图 3-20 抱揉膝关节

5. 拍打下肢前侧、内侧、外侧

保健按摩师以手握空拳或虚掌，有节奏地自上而下分别叩击、拍打宾客下肢前侧、内侧、外侧各 3~5 次（图 3-21）。

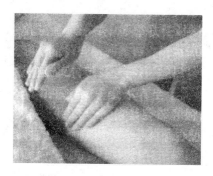

图 3-21 拍打下肢

6. 推摩足背

保健按摩师以双手拇指指腹和大鱼际推摩足背 10~20 次（图 3-22）。

7. 活动踝关节

保健按摩师一手托住宾客踝关节上方，另一手握住其足掌部，使踝关节背屈、背伸及环转摇动，先顺时针后逆时针，各

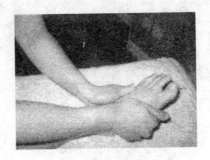

图 3-22　推摩足背

5~8 圈，然后牵拉跟腱 3~5 次。做完一侧再做另一侧。

第四章　俯卧位保健按摩

第一节　按摩颈肩部

一、手法和穴位

颈肩部为手少阳、足少阳、足太阳以及督脉循行所过部位，同时颈项部的大椎穴为手足六阳经交汇的部位。按摩颈肩部，不仅可以疏通局部经络，还可以流通六阳经气。对于改善颈项肩部酸痛沉重，肌肉僵硬，大脑供血不足，头痛、头晕眼花等症均有很好的效果。

1. 常用手法

推法、拿法、揉法、按法、压法、滚法。

2. 常用穴位

肩井、秉风、天宗。

按压时用力不要过重，点按棘突两侧时，距离脊柱中线不宜过远，以靠近棘突两侧各 1.6cm 为宜。

二、按摩操作

1. 拿揉颈项部

保健按摩师一手拇指指腹与食指、中指指腹或其余四指相对，用三指或五指拿揉颈项部肌肉 2~3 分钟（图 4-1）。

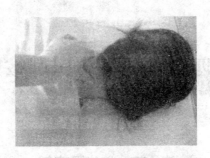

图 4-1　拿揉颈项部

2. 指压棘突两侧

保健按摩师以双手拇指指端分别置宾客颈项部棘突两侧,自上而下按压 2~3 次,按压时或按压后可行轻揉法(图 4-2)。

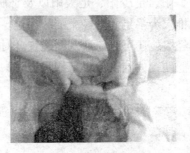

图 4-2　指压棘突两侧

3. 拿揉肩部

保健按摩师以双手拇指分别置于宾客两侧肩胛冈上窝,其余四指放在肩前部,自内向外拿揉肩部 2~3 分钟。保健按摩师亦可立于宾客头前,双手拇指分别置于宾客两侧肩前部,其余四指置于肩胛冈上窝,自内向外拿揉肩部 2~3 分钟(图 4-3)。

4. 按压肩井、秉风、天宗

保健按摩师以双手拇指指腹分置于宾客两侧秉风、天宗穴上,各按揉 1~2 分钟;然后立于宾客头前,双手拇指置于宾客

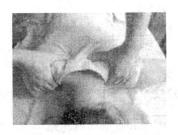

图 4-3　拿揉肩部

两侧肩井穴，其余四指抱定肩后部，揉压肩井穴 1~2 分钟。也可按压后再行揉法（图 4-4）。

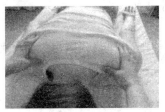

图 4-4　按压肩井

5. 滚肩部

保健按摩师立于宾客一侧，滚揉肩部 2~3 分钟，然后双掌心相对，五指自然屈曲分开，以小指尺侧端有节奏地交替叩击肩部数次（图 4-5）。

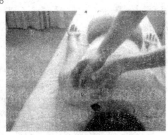

图 4-5　滚肩部

第二节　按摩背腰部

一、手法和穴位

背腰部为足太阳经和督脉循行所过部位，是人体脏腑俞穴分布所在，各脏腑的气血均输注于此。按摩背腰部不仅能预防和消除背、腰、下肢部不适及病痛，而且对于改善脏腑功能，调节内分泌有很好的功效。拍打背腰部时，在腰部的肾区用力宜轻不宜重，以免造成肾脏出血。

1. 常用手法

按法、揉法、推法、压法、搓法、拍打法、弹拨法。

2. 常用穴位

肾俞、命门。

二、按摩操作

1. 按揉背腰部

保健按摩师以双手掌同时按揉宾客脊柱两侧第一、第二膀胱经侧线 3~5 次。需要增加力量、增强刺激，可双手重叠进行按揉（图 4-6）。

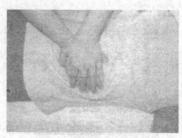

图 4-6　按揉背腰部

2. 弹拨足太阳膀胱经

保健按摩师双手拇指指端相对，以双手拇指指腹同时自上而下弹拨宾客足太阳膀胱经 3~5 次，如需增加力量，加大刺激，可用双拇指重叠弹拨，弹拨后应轻揉 2 次（图 4-7）。

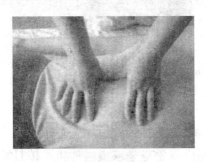

图 4-7 弹拨足太阳膀胱经

3. 按压足太阳膀胱经

保健按摩师以双手重叠置宾客背部膀胱经第一、第二侧线上，自大杼穴起，自上而下，同时，或交替按压背俞穴 3~5 次。按完一侧再按另一侧（图 4-8）。

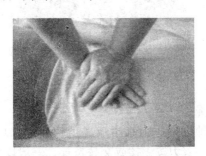

图 4-8 按压足太阳膀胱经

4. 滚脊柱两侧

保健按摩师沉肩、垂肘、悬腕，手握空拳，侧掌滚或握拳滚宾客脊柱两侧2~3分钟，自上而下进行（图4-9）。

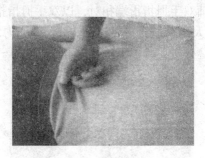

图4-9 滚脊柱两侧

5. 拍打背腰部

保健按摩师以双手空拳或虚掌叩击、拍打宾客背腰部1~2分钟，注意腰部两侧叩击的力量要轻（图4-10）。

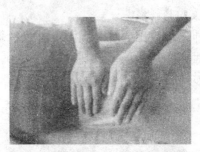

图4-10

6. 按揉肾俞

保健按摩师以两手拇指指端（拇指伸直位）置于宾客双侧肾俞穴，同时，着力按、揉或交替按揉，一般以每个动作连续3次为宜，1~2分钟（图4-11）。保健按摩师亦可以双手拇指重叠置于一侧肾俞穴，双手食指、中指、无名指并拢重叠置于对侧肾俞穴，同时，着力拿揉1~2分钟。

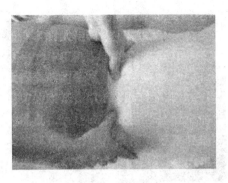

图 4-11 按揉肾俞

7. 搓命门

保健按摩师将双手搓热,迅速以一手扶宾客,一手放置于命门穴,快速搓擦肾俞、命门,至宾客腰部感到温热为止,约半分钟。搓擦后亦可缓揉,以增加热感的渗透力(图 4-12)。

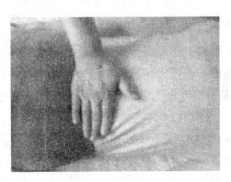

图 4-12 搓命门

8. 直推背腰部

保健按摩师一手扶持宾客肩部,一手以掌根直推脊柱两侧 3~5 次,或双手掌同时分推宾客背腰部 3~5 次(图 4-13)。

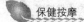

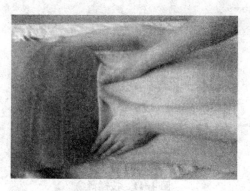

图 4-13 直推背腰部

第三节 按摩下肢后侧部

一、手法和穴位

下肢后侧是足太阳经循行所过部位，足太阳经属于膀胱，联络于肾脏。按摩不仅可以疏通经络，改善局部血液循环，消除疲劳，对调整泌尿系统也具有重要作用。对于下肢酸胀沉痛、抽筋、水肿、背腰疼痛以及小便不利均有良好的效果。长时间站立和行走人员应以向心性手法操作为主。对老年人和骨质疏松患者，按摩手法要轻，以免造成骨折。

1. 常用手法

按法、揉法、压法、拿法、推法、搓法、拍打法、叩击法、拔伸法。

2. 常用穴位

环跳、委中、承山、承扶、殷门、太溪、昆仑，以及足部的心反射区、肺反射区、脾反射区、肝反射区、肾反射区。

二、按摩操作

1. 拿揉臀部及下肢后侧

保健按摩师以两手拇指与四指相对，自上而下拿揉宾客臀部及下股后侧 3 ~ 5 分钟，以臀部、大腿后侧及小腿后侧肌群为拿揉重点（图 4-14）。

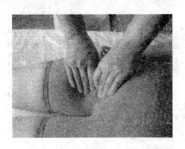

图 4-14　拿揉臀部及下肢后侧

2. 滚臀部及下肢后侧

保健按摩师沉肩、垂肘、悬腕、手握空拳，以掌指关节滚宾客臀部及下肢后侧 3 ~ 5 分钟，其中，臀部、大腿后侧及小腿后侧肌群应重点滚（图 4-15）。

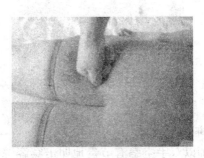

图 4-15　滚臀部

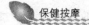

3. 按压环跳、承扶、殷门、委中、承山

保健按摩师以拇指分别按压宾客环跳、承扶、殷门、委中、承山各半分钟，必要时，可用肘尖按压环跳、承扶、殷门等穴，压后应缓揉（图4-16）。

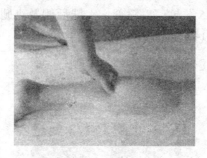

图4-16 按压承山

4. 拿揉昆仑、太溪

保健按摩师以拇指、食指指腹分置宾客下肢两侧昆仑穴与太溪穴上，提拿揉捏1~2分钟（图4-17）。

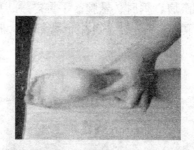

图4-17 拿揉昆仑、太溪

5. 拍打臀部

保健按摩师以双手空拳有节奏地叩击宾客臀部及大腿后侧，力量稍重，时间为1~2分钟。

6. 抱揉下肢后侧

保健按摩师双手掌心对置于宾客下肢后侧肌肉，稍用力抱紧，自大腿上 1/3 处起，自上而下揉下肢后侧 2~3 次，重点抱揉小腿后侧肌群。

第四节　足部反射区保健按摩

一、按摩手法

足部反射区保健按摩手法有别于传统的按摩手法，有其差异性和特殊性。由于足部的面积相对全身面积小，足部肌肉组织坚实松软的程度不同，足部存在着各组织器官的反射区（图 4-18），其各个反射区的位置、形态各异，因此，需要采取相应的特殊按摩手法。

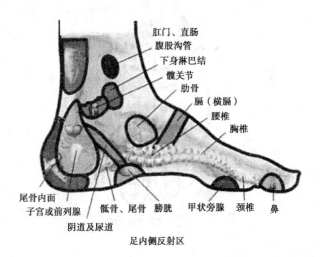

足内侧反射区

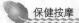
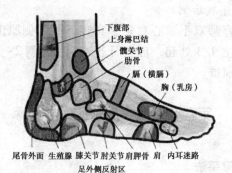

下腹部
上身淋巴结
髋关节
肋骨
膈（横膈）
胸（乳房）

尾骨外面 生殖腺 膝关节 肘关节 肩胛骨 肩 内耳迷路
足外侧反射区

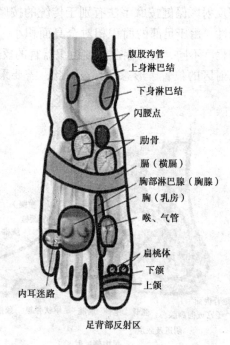

腹股沟管
上身淋巴结
下身淋巴结
闪腰点
肋骨
膈（横膈）
胸部淋巴腺（胸腺）
胸（乳房）
喉、气管
扁桃体
下颌
上颌

内耳迷路

足背部反射区

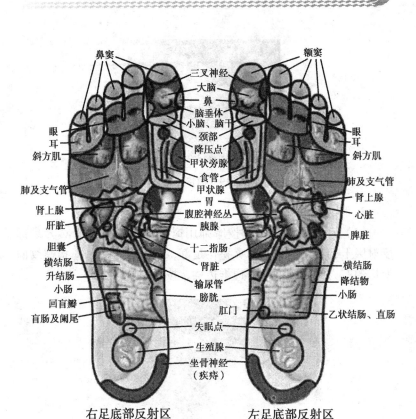

鼻窦
三叉神经
大脑
鼻
脑垂体
小脑、脑干
颈部
降压点
甲状旁腺
食管
甲状腺
胃
腹腔神经丛
胰腺
十二指肠
肾脏
输尿管
膀胱
肛门
失眠点
生殖腺
坐骨神经
（疾痔）

额窦

眼
耳
斜方肌

肺及支气管
肾上腺
肝脏
胆囊
横结肠
升结肠
小肠
回盲瓣
盲肠及阑尾

眼
耳
斜方肌

肺及支气管
肾上腺
心脏
脾脏

横结肠
降结物
小肠
乙状结肠、直肠

右足底部反射区　　　　左足底部反射区

图 4-18　足部反射区

1. 拇指平推法

（1）动作要领。保健按摩师用拇指螺纹面着力，在宾客足部反射区部位做单方向的直线或螺旋移动，移动要缓慢，压力要均匀（图 4-19）。

（2）适用反射区。胸、横膈、肩胛骨、胸椎、腰椎、骶骨、髋关节、坐骨神经等反射区。

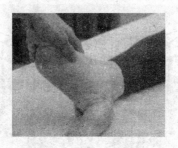

图4-19　拇指平推法

2. 拇指旋推法

（1）动作要领。保健按摩师用拇指螺纹面紧贴于宾客足部反射区上，其余四指相对夹持住足部，起配合作用，拇指螺纹面做均匀有力的回旋推动，边推边揉，按揉结合（图4-20）。

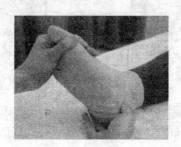

图4-20　拇指旋推法

（2）适用反射区。鼻、三叉神经、心、脾、胃、胰、十二指肠、肛门、胸、内耳迷路、肋骨、上下身淋巴结等反射区。

3. 拇指按揉法

（1）动作要领。保健按摩师用拇指螺纹面紧贴于宾客足部反射区上，其余四指相对夹持住足部，起配合作用，拇指螺纹面做均匀有力的按揉（图4-21）。

（2）适用反射区。鼻、小脑及脑干、胃、胰、十二指肠、膝、

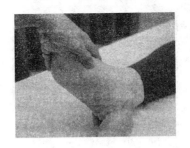

图 4-21 拇指按揉法

肘、肩、颈项、三叉神经、上颌、下颌等反射区。

4. 拇指扣拳法

（1）动作要领。保健按摩师一手拇指和其余四指相对用力夹持住宾客足部，另一手拇指指间关节背侧面着力压刮足部反射区（图 4-22）。

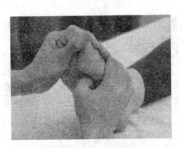

图 4-22 拇指扣拳法

（2）适用反射区。额窦、头、脑垂体、眼、耳、肾上腺、肾、输尿管、膀胱、肝、胆、大肠、小肠、生殖腺等反射区。

5. 食指钩掌法

（1）动作要领。保健按摩师一手握宾客足部，另一手半握拳，食指弯曲，拇指固定，用食指近节指间关节背侧着力压刮足部反射区（图 4-23）。

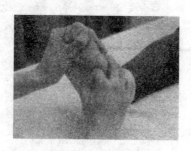

图4-23　食指钩掌法

（2）适用反射区。甲状腺、尾骨内侧、尾骨外侧、髋关节、子宫、前列腺、生殖腺等反射区。

6. 单食指刮压法

（1）动作要领。保健按摩师的食指、拇指张开，其余三指半握拳，用食指桡侧缘在宾客足部反射区上进行压刮（图4-24）。

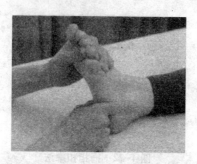

图4-24　单食指刮压法

（2）适用反射区。肺、斜方肌、生殖器、直肠、乙状结肠、腰椎、骶椎、尾椎等。

7. 双指钳法

（1）动作要领。保健按摩师一手握足，另一手食指和中指屈曲呈钳状，相对用力钳夹反射区或做均匀的推动（图4-25）。

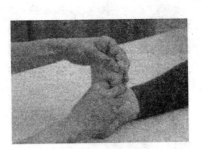

图 4-25 双指钳法

（2）适用反射区。颈项、颈椎、胸椎、腰椎、膝、肘、肩等反射区。

8. 双指拳法

（1）动作要领。保健按摩师一手握足，另一手半握拳，以食指和中指的指间关节在足部反射区上压刮（图 4-26）。

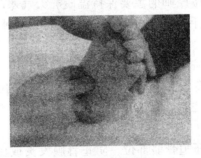

图 4-26 双指拳法

（2）适用反射区。小肠、肘关节等反射区。

9. 双掌握推法

（1）动作要领。保健按摩师双手掌分别握持宾客足部内外侧，同时推抚足底及足背，往返操作；或一手握持足部一侧，另一手推抚，双手交替进行（图 4-27）。

（2）适用反射区。作用于整个足部，包括足底、足背及足

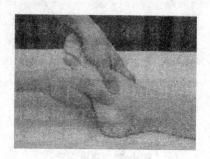

图 4-27　双掌握推法

内外。

10. 注意事项

（1）按摩环境要安静、整洁，温度适当，保持空气流通，但千万不要使被按摩者受凉、受寒。

（2）保健按摩师的手要保持温暖。天气寒冷时，先将两手掌搓热，或将手泡在热水中温热，也可用热水袋暖热后再行按摩。

（3）保健按摩师在操作前一定要修剪指甲，保持手的清洁卫生，去掉戒指、手链、手表等硬物，以避免划破宾客的皮肤。

（4）每次按摩后半小时内，让宾客饮温水 500mL 左右，以促进排泄功能（肾脏病患者不要超过 150mL）。

（5）避免压迫骨骼部位，防止骨膜发炎或血肿现象（患血小板减少症者容易发生青紫肿块，应该注意）。

（6）饭后 1 小时和饭前半小时内不宜按摩，以免伤胃或影响疗效。

（7）在做足部按摩时，因长期按摩感觉迟钝者，可先用盐水泡脚半小时，以增强敏感度，提高疗效。

（8）按摩后，如宾客感觉疲劳，可以休息片刻，但要加盖衣被，以防感冒。

（9）若按摩时宾客突然出现头晕、恶心、面色苍白、出虚汗、脉搏加快等现象，保健按摩师不要慌张，让宾客平卧床上，再掐其人中、十宣，按揉印堂、内关、足三里、大椎等穴。

二、按摩操作

1. 左足操作顺序

（1）保健按摩师用拇指平推法或拇指扣拳法以轻、中、重3种不同力度在足部心反射区定点向足趾方向推按，定点按压3~5次，用于检查心脏功能。

（2）保健按摩师用拇指或食指扣拳法在肾、肾上腺、腹腔神经丛、膀胱、输尿管、尿道反射区压刮各10~15次。

（3）保健按摩师用拇指扣拳法在大脑、垂体、额窦、鼻三叉神经反射区压刮各8~10次。

（4）保健按摩师用拇指平推法由外向内推压颈项、颈椎、眼、耳反射区各8~10次。

（5）保健按摩师用拇指扣拳法由内向外依次压刮斜方肌、肺支气管反射区8~10次。

（6）保健按摩师用拇指扣拳法依次点压甲状腺、胃、胰、十二指肠反射区5~7次，再用拇指扣拳法由上向下压刮5~7次。

（7）保健按摩师用拇指或食指扣拳法沿顺时针方向依次压刮横结肠、降结肠、乙状结肠、直肠、升结肠，点压肛门及小肠反射区5~7次；再用拇指或食指扣拳法沿顺时针方向连续推压5~7次，压刮横结肠、降结肠和升结肠反射区。

（8）保健按摩师用拇指或食指扣拳法推刮生殖腺、子宫、前列腺反射区5~7次。

（9）保健按摩师用食指钩刮内骶骨、骶骨、腰椎、胸椎反射区5~7次。

（10）保健按摩师用拇指或食指刮横膈膜、上身淋巴、下身淋巴反射区 8~10 次。

（11）保健按摩师用拇指或食指扣拳法依次压刮外尾骨、膝、肘、肩反射区 5~7 次。

（12）保健按摩师用双手拇指按揉法在扁桃腺反射区按揉 8~10 次。

（13）保健按摩师用拇指或食指在咽喉、气管、胸部、内耳迷路反射区按揉 8~10 次。

（14）保健按摩师用拇指平推法由下向上、从内到外推压坐骨神经反射区 5~7 次。

2. 右足操作顺序

（1）保健按摩师用拇指扣拳法点压肝、胆反射区 5~7 次，再用拇指扣拳法由上向下压刮 5~7 次。

（2）保健按摩师用拇指或食指扣拳法点压、推按盲肠、阑尾回盲瓣、升结肠反射区 8~10 次。

第五章　全身保健按摩

第一节　常见不适证按摩

一、头痛

头痛是人们常见的一种自觉症状，常影响人们的工作、学习和生活。

1. 原因

头痛产生的原因很多，但不外乎外感和内伤两大类，与精神情绪因素也有一定关系。

（1）紧张劳累。由于工作节奏快，精神紧张，心理压力大或连续工作、用脑过度，使头部经脉收引、气血运行失常或脑失所养而发生头痛。

（2）肝郁化火。由于事不遂心或与人发生口角，郁怒伤肝，肝失条达，郁而化火，上扰清窍而产生头痛。

（3）感受外邪。由于起居不慎，感受四时风寒湿热等外邪，上犯头顶，经络受阻，头胀而痛。

2. 表现

头痛除了以胀为主要特征外，常表现为头痛且胀，或面红耳赤、口渴欲饮，或伴眩晕、心烦易怒、口苦不眠，或身心紧张、头晕乏力。有时伴有跳痛，有时在工作停止时反而发生更明显的胀痛。

3. 按摩

（1）体位。宾客仰卧位，保健按摩师站于一侧。

（2）手法。推法、揉法、按法、拿法、搓法。

（3）选穴。印堂、神庭、太阳、头维、睛明、风池、百会。

（4）操作。保健按摩师先用双手拇指交替推印堂至神庭，再经额前分推印堂至太阳（又称开天门），然后以大鱼际分推前额至头两侧。用多指揉头两侧胆经路线，重点揉太阳、头维。以拇指和食指拿捏头两侧。拇指和多指分别置于头顶部，拿捏太阳至风池。两手多指并拢，分别揉两侧太阳穴一带。用双手多指指腹及指端抓打头部。用拇指或多指分别按揉乳突至风池、太阳。两手多指拿揉项部与肩井而结束。

（5）注意事项。手法宜轻柔缓和、力量适中、干净利落，手掌不能紧贴面部及眼睛，不可用猛力、暴力，以免擦破皮肤。高血压或眩晕症患者按摩时要采用仰卧位。

二、食欲缺乏

食欲缺乏是指不想吃饭或腹中无饥饿感，食后脘腹不适的一种自觉症状。

1. 原因

（1）情志所伤。忧愁思虑、恼怒悲痛等情绪变化致肝气郁结，肝失疏泄使脾不健运，从而产生食欲缺乏。

（2）饮食不当。暴饮暴食、饥饱失调、过食生冷肥甘之品，碍脾滞胃，脾胃气机不畅，导致食欲缺乏。

（3）脾胃虚弱。素体脾胃虚弱，或久病大病之后损伤脾胃，脾虚无力运化，因而，不想吃饭或无饥饿感，或饥不欲食。

（4）过度疲劳。工作劳累太过，以至于废寝忘食，日久则发生食欲缺乏。

（5）节食不当。为使身体苗条而过分节食，长期饮食太少，脾不健运，日久厌食，甚至导致严重后果。多见于女性。

2. 表现

食欲缺乏常表现为不想吃饭，有的腹中无饥饿感，有的饥不欲食，有的食后脘腹不适，或伴口淡无味、吃饭不香、脘腹发凉、大便清稀、体倦乏力等症状。严重者可导致厌食拒食，恶心呕吐、身体羸弱等表现。

3. 按摩

（1）体位。宾客先仰卧位，后俯卧，保健按摩师站宾客一侧。

（2）手法。推、揉、按、颤、拿法。

（3）选穴。中脘、天枢、章门、足三里、肝俞、脾俞、胃俞等穴。

（4）操作。宾客仰卧，保健按摩师以两手拇指开三门、运三脘，单掌或双掌于左肋肋部快速推抚（即推胃法），掌推腹部任脉路线，掌根轮流顺时针推脘腹，叠掌揉上腹部，时间约8分钟。然后两掌环形揉脘腹，多指捏拿腹肌并抖颤约1分钟。点揉天枢、章门、足三里等。宾客俯卧，保健按摩师单掌或双掌推背部膀胱经路线并叠掌揉、双掌根或双手拇指交替按压膀胱经内侧线膈俞至三焦俞一段，反复操作5~7次。然后用双手拇指，食指沿督脉路线自上而下反复捏拿大椎至命门穴一段，自上而下捏10次。

（5）注意事项。饮食宜清淡，勿食生冷肥甘油腻之品。调畅情志，勿过分节食。伴有肠胃疾病和有严重厌食的宾客，应去医院检查治疗。

三、颈部酸胀

颈部酸胀是指在起床后或过度劳累之余，感到颈部酸胀疼痛。严重者可见转侧不灵活，甚至酸胀疼痛放射到肩部的一种症状。

1. 原因

（1）卧姿不良。由于睡眠姿态不良或者枕头高低不适，使颈部一侧肌肉发生痉挛而感到颈部酸胀或转侧不灵。

（2）伏案过久。长时间（超2个小时）伏案工作，低头过久，使颈部肌肉劳损，导致颈部酸胀。

（3）感受风邪。睡眠时颈肩暴露，感受风寒，气血凝滞，经络痹阻而发生颈部酸胀疼痛转侧不灵甚至放射到肩背。

2. 表现

本症常见于颈椎病和落枕等症之中，也可见于颈部劳累（如伏案、看电视等长时间维持一种颈部姿势）之后。主要表现为颈部酸胀疼痛，活动受阻，疼痛放射到肩背部。轻者数日自愈，重者拖延数周不愈。检查时，颈部肌肉有明显压痛及粗硬感，肌张力增高。如有颈部外伤史，应拍X光以排除骨折，脱位等。若为颈椎病，应有很多表现，如肢体麻木、头晕、心慌、恶心呕吐、耳鸣、视物不清等。

3. 按摩

（1）体位。宾客取坐位，保健按摩师站于一侧或后侧

（2）手法。推、滚、揉、拿、拨、动、拍法．

（3）选穴。风池、肩井、天柱、风府、风门。

（4）操作。保健按摩师一手扶住宾客头部。用另一手小鱼际下行推枕骨下缘至大椎穴。拇指揉、拨项韧带，多指拨、揉胸锁乳突肌，拇指和多指拿揉颈部。接着用拇指屈曲置于项韧带上，多指置于胸锁乳突肌肌腹上，由上而下拿，两侧相同。双手拇指自上而下分别按两侧韧带，交替按颈椎棘突、用多指分别按揉两侧胸锁乳突肌。然后一手扶住头顶部，另一手拿揉颈项部，一边旋转颈部，一边拿揉项韧带，左右交替，最后用拇指点揉风驰、风府、天柱等穴，拇指与多指拿揉、滚肩部，按压肩井，以

拍法拍颈肩部结束。

（5）注意事项。颈部活动幅度及力度不可过大。不可随意扭转，以免发生意外。

四、肩部酸沉

肩部酸沉是指肩部无明显压痛，无明显功能受限，以肩部酸胀，沉重为主要特征的一种自觉症状。

1. 原因

（1）感受外邪。因肩部坐卧当风，睡觉时露肩或睡于潮湿之地、冒雨受寒等，致使风寒。湿邪侵犯肩部，脉络失和，气血凝滞而发生肩部酸沉。

（2）慢性劳损。肩抗担挑，长年劳累，或肩部活动频繁，机械重复，肌肉疲劳、筋脉受损，出现肩部酸沉。

（3）陈年旧伤。跌扑闪挫，外伤筋骨，虽经治愈，如遇天气变化或过度劳累，肩部伤处则有酸胀沉重等感觉。

2. 表现

以肩部酸胀，沉重为主要特征，并可见肩部肌肉紧张度增高，有僵硬感，酸困无力，患侧肩部常有发凉的感觉，如继续发展，可导致肩周炎，出现明显压痛、功能受限等症状，颈椎病亦可引起肩部酸沉，但伴有颈椎病的典型表现，兹不赘述。

3. 按摩

（1）体位。宾客先俯卧位，后坐位，保健按摩师站与宾客一侧。

（2）手法。推、滚、揉、拿、按、搓、拍法。

（3）选穴。肩井、肩髃、大宗、肩中俞、肩外俞。

（4）操作。用单手掌沿第一至第七胸椎两侧下行推，以双手掌从脊柱向两侧分推，然后以小鱼际侧部滚以上部位。用掌根和拇指分别揉肩上及肩胛内侧缘，掌根拔揉肩井和脊柱两侧夹脊穴，再以掌根、拇指按压上述部位。搓肩井及肩胛内侧缘，以热为度。宾客取坐位，术者以拇指和其余四指拿揉肩部，拇指点按肩井、天宗、"肩三俞"肩髃等穴。最后一拍法拍肩部结束。

（5）注意事项。患肺气肿或心脏病者，以采取坐位，按压不可过重。由颈椎病或肩周炎等所致的肩部酸沉，应采用其他有针对性的手法。

五、上肢酸痛

上肢酸痛是上肢肌肉、关节酸胀、疼痛的一种不适症状，多为过度疲劳所致。

1. 原因

（1）过度疲劳。平时缺乏锻炼，长时间上肢运动或工作强度太大，肌肉，关节过度疲劳致上肢酸痛。

（2）感受风寒。风寒之邪侵袭人体肌表，脉络失和，则一身尽痛。上肢暴露受寒，寒性收引，经气不利，肌肉、关节酸楚作痛。

2. 表现

上肢酸痛主要表现为上肢肌肉、关节酸胀疼痛，压痛广泛，局部肌张力增高，休息可缓解，但无上肢功能障碍。若为过度疲劳所致，则必有上肢活动量过大、活动时间过长等情况。若为感受风寒所致，则上肢受冷等情况，并有上肢发凉、遇冷酸痛加重、遇热痛减得特点。

3. 按摩

（1）体位。宾客取仰卧位，保健按摩师站于宾客前侧、外侧。

（2）手法。推、揉、搓、抖、拍法。

（3）选穴。肩髃、曲池、曲泽、手三里、合谷、内关。

（4）操作。保健按摩师一手握住宾客腕关节、另一手掌根部上行推上肢伸肌面；保健按摩师焕手法在屈肌面按摩。双手捧宾客上肢对称揉动，自上而下，往返进行。以双手掌及虎口部上下往返对拍上肢。然后双手掌抱住上肢肉按、搓动要快，移动要慢。双手握住腕部快速抖动，频率要快，幅度要小，最后点按肩髃、曲池、曲泽、手三里、合谷，内关。

（5）注意事项。上肢酸痛者应适应当注意上肢休息，如有上肢功能障碍者应做到进一步检查治疗。

六、疲劳性腰痛

疲劳性腰痛是慢性腰痛的一种，一般指腰骶部肌肉、筋膜等软组织慢性劳损引起的腰部酸痛或胀痛的症状，本症也称疲劳性腰酸。

1. 原因

（1）过度疲劳。长时间进行腰部活动，或腰部长时间承重等，是腰部肌肉疲劳而引起腰脊酸痛。一般休息后有所缓解。

（2）体位不当。长时间处于某种不平衡的体位，如用一侧肩部扛抬重物、长期弯腰等，或习惯性姿势不良，均可导致疲劳性腰痛。

（3）年老肾虚。腰为肾之府，年老肾虚之人，稍事活动即感腰部酸困疼痛，容易疲劳。

2. 表现

疲劳性腰痛的主要表现为腰骶部一侧或两侧酸痛或胀痛，时轻时重，反复发作，缠绵不愈。根据劳损的部位，可有广泛的压痛。酸痛多在劳累后加剧，休息后减轻，并与气候变化有关。腰腿活动一般无明显障碍，但活动时有牵制不适感。急性发作时，各种症状明显加重，并有肌痉挛、脊椎侧弯、下肢牵制等症状。兼受风湿者，患处喜热怕冷，局部皮肤粗糙，感觉迟钝。

3. 按摩

（1）体位。宾客取俯卧位，保健按摩师站于宾客一侧。

（2）手法。推、滚、揉、拿、拔、按、拍、抖法。

（3）选穴。肾俞、气海俞、三焦俞、关元俞、委中。

（4）操作。用手掌根下行推脊椎两侧，双手掌分推腰部。再以小鱼际侧部滚动腰部，以掌根，拇指或肘关节揉腰部，并拔揉、按揉上述部位。然后以拇指与多指在腰两侧做紧缩性拿法，往返拍腰两侧。接着，一手按住腰后脊柱，另一手将两下肢抬起离开床面，做轻度的后伸和左右旋转。最后以拇指或肘尖按压腰部俞穴及委中穴。

（5）注意事项。活动腰部时不可乱扳，以免发生意外。应注意腰部休息，并纠正不良姿势。

七、背部强痛

背部强痛指背部肌肉强急疼痛，为过度疲劳后的常见症状，老年人尤为多见。

1. 原因

（1）过度疲劳。体力劳动者肩扛背驮、弯腰持重，脑力劳动者长期伏案，久坐挺胸等均会致背部肌肉紧张、过度疲劳而发生背部强痛。

（2）久病体虚。久病之人，气血耗伤；年老体虚，气血不足，两者均使背部筋脉失于濡养，对背部肌肉筋脉拘急疼痛。

2. 表现

背部强痛的主要表现是背部肌肉紧张、痉挛、疼痛、有压痛。疼痛有时牵连后项部，劳累时易加重，休息或作伸懒腰、扩胸、捶背等动作可减轻或缓解。如伴风寒袭击或阳气素虚之人，则可见背部感觉发凉，遇温则舒。

3. 按摩

（1）体位。宾客取俯卧位，保健按摩师站于宾客一侧。

（2）手法。推、滚、揉、拿、按、拔、搓、打和振颤法。

（3）选穴。肩井、天宗、背俞穴。

（4）操作。先用单掌或双掌直线推脊柱两侧，在用双掌分推背部，以小鱼际侧部滚背部。然后用单掌或双掌由上而下揉背部，拇指拔揉或按摩"背俞穴"，以肘尖重点揉夹脊穴，接着，双掌重叠，按压，振颤脊柱。继用单手掌搓揉"背俞穴"，以有热感为度。用空拳或鱼际侧部拍打背部，最后让宾客去坐位，多指拿揉肩井，点按肩井、天宗穴。

（5）注意事项。做背部按压、振颤时，嘱宾客不可憋气，以免发生意外。

八、下肢酸沉无力

下肢酸沉无力是指下肢感觉酸困、酸胀或酸痛，沉重无力的一种不适症状。

1. 原因

（1）下肢疲劳。由于持重的进行、长久劳作或激烈运动等原因，使下肢疲劳，肌肉内酸性代谢产物堆积，导致产生下肢酸沉无力。

（2）起居不慎。因不慎风寒，外邪侵犯肌表，导致一身酸痛不适，或双腿重如灌铅。或因久居湿地，涉水冒雨等，使湿邪犯下，阻痹气机，导致下肢酸沉无力。

2. 表现

下肢酸沉无力的主要表现是下肢酸困、酸胀或酸痛，沉重无力。或见双腿重如灌铅，疲劳困倦；或兼表症，一身酸痛。多见于工作劳累或激烈运动之后，经休息后症状可减轻或逐步消失。若伴外邪侵犯，则可拖延数日。

3. 按摩

（1）体位。宾客先俯卧位，后仰卧位，保健按摩师站其一侧。

（2）手法。推、柔、拿、搓、拍法。

（3）选穴。环跳、巨髎、委中、承山、昆仑、太溪、足三里、解溪。

（4）操作。宾客去俯卧，保健按摩师单手掌从上向下直推下肢两侧及后侧数次，双掌对揉下肢。双手多指反复拿揉下肢。然后单掌或双掌搓下肢部位，拇指点拨环跳、巨髎、委中、承山，对掐昆仑、太溪。保健按摩师一腿屈曲置床上，将宾客下肢踝部搁在其大腿上，用肘尖揉足底涌泉穴，并掌擦足底，以热为度。继以手掌拍打下肢，双手握住踝关节牵引抖动下肢。宾客换仰卧位，保健按摩师推、拿揉下肢前侧，按足三里、解溪。最后双掌拍下肢两侧，牵引抖动下肢而结束。

（5）注意事项。按摩手法宜柔和，有渗透力，用力适度。适当注意下肢休息。如有剧烈疼痛、运动障碍或其他全身症状者，应去医院检查治疗。

九、足跟痛

足跟痛是指足跟疼痛，局部不红不肿，影响行走站立的一种症状。虽非大病，但痛苦不小，应及时消除。

1. 原因

（1）肝肾不足。年老体衰或久病伤阴致使肝肾阴血不足，不能滋养筋骨；足少阴肾经起于足并进入足跟，故发生足跟痛。

（2）慢性劳损。行走、站立过久或身体负重过度，日积月累，造成慢性损伤，致使足跟痛。

（3）跟骨骨刺。因肝肾不足或慢性劳损可使机体发生退行性改变，形成跟骨骨刺刺激足跟部组织而出现足跟痛。

2. 表现

足跟疼痛的主要表现为，局部不红不胀，影响行走站立。足跟部在承重后疼痛难忍，活动后可稍缓解，坐卧或休息时无症状。触摸足跟部有明显的压痛点，X 射线检查可见跟骨骨刺的形成或骨膜的增厚。外伤或鸡眼等引起的足跟痛另当别论。

3. 按摩

（1）体位。宾客取仰卧或坐位，保健按摩师站于宾客足侧。

（2）手法。推、揉、拿、按、搓法。

（3）选穴。委中、承山、昆仑、涌泉、绝骨。

（4）操作。保健按摩师用单手掌推下肢后侧，双手多指拿揉下肢部、捏跟部。然后将踝关节抬起，放于宾客屈膝位的下肢前面，用掌重揉足跟，食指屈曲按揉足跟及周围，拿捏足跟并用单掌搓揉足跟、肘尖揉足掌面。最后按压涌泉，对掐昆仑、太溪，用肘尖按压第四腰椎的骶棘肌，点委中、环跳、承山、绝骨，活动踝关节及足部结束。

（5）注意事项。足跟局部按摩手法宜重，以能忍受为度。

十、胸闷

胸闷是指胸部满闷，有堵塞感或气短的一种自觉症状。胸痹、心悸、痰饮、肺胀等病症均可见此症。

1. 原因

（1）情志失调。忧思恼怒，气机失常。脾不化津，聚湿生痰；肝气郁结，气滞血瘀。痰淤交阻，胸中气机不畅，则为胸闷，情绪不好，爱生气的人常有此症。

（2）饮食不当。过石膏粱厚味，肥甘生冷，损伤脾胃，运化失常，聚湿生痰脉络，气滞血淤而成胸闷。

（3）其他病所致。冠心病、胸膜炎、肺气肿等疾病可出现胸闷。

2. 表现

胸闷主要表现为胸部满闷，有堵塞感或气短，伴有心悸、胸痛，情绪不宁，头昏体倦、食少腹胀等症。如属情志失调之人，常见形体肥胖、活动不便，或暴饮暴食，嗜酒成癖。胸闷常因情绪激动、受寒或劳累而引发。

3. 按摩

（1）体位。宾客取仰卧位，保健按摩师站于宾客一侧。

（2）手法。推、摩、揉、按、击法。

（3）选穴。中府、云门、膻中、曲池、手三里、合谷。

（4）操作。保健按摩师用掌根、大鱼际分推锁骨下缘第二至第三肋间隙，单手掌下行推胸骨，双掌交替沿肋隙分推。然后再以上部位做团摩法，并用手掌根，鱼际和拇指分别揉以上部位。继以双手掌根按压或按上述部位，一手掌面紧贴胸部体表，用另一手指端在其上敲击。最后拇指点按中府、云门、膻中、曲池、手三里、合谷等穴。

（5）注意事项。按摩手法不宜过重。按法操作要配合呼吸，随呼吸运动按压。

十一、精神疲劳

精神疲劳是指因工作繁忙、精神紧张、用脑过度及睡眠不足等引起头昏脑涨、全身酸痛、精神不振、工作效率降低的一种综合表现。

1. 原因

（1）工作繁忙。长时间工作或工作强度过大，使人感到劳累疲乏，出现精神疲劳现象。

（2）精神紧张。由于工作责任重大，心理压力太大；或工作需要注意力高度集中，大脑处于紧张状态，从而使人感到精神疲劳。

（3）用脑过度。长期从事脑力劳动或不注意科学用脑，大脑得不到松弛和休息，导致头昏脑涨、精神疲劳。

（4）睡眠不足。工作废寝忘食，熬夜，身体不能充分休息，导致打不起精神、出现精神疲劳。

2. 表现

精神疲劳的主要表现是头昏脑涨、全身酸软、精神不振、工作效率下降。有时可见头痛，耳鸣、周身乏力、注意力不集中、烦躁、健忘等表现。

3. 按摩

（1）体位。宾客取仰卧位，保健按摩师站于宾客一侧。

（2）手法。推、摩、按、擦法。

（3）选穴。印堂、太阳、百会、神门、内关、中脘、三阴交等。

（4）操作。保健按摩师用双手大鱼际轻轻缓推印堂至发际，再向两侧分开推摩至太阳穴 8~10 次，每次之间停顿 5~10 秒。然后，五指分开，有宾客发际推擦至百会 5~6 次，每次同样间隔 5~10 秒，反复操作数次。点按神门、内关、中脘三阴交等穴，用力由轻到重，以宾客不感到疼痛为度，停顿片刻再慢慢抬手松开，每穴点后停顿 5~10 秒，如宾客入睡，可停止操作。如仍未入睡，可让宾客取俯卧位，轻摩背部或小腿后部肌肉，力度逐渐减轻，间隔时间逐渐延长，至宾客入睡为止。

（5）注意事项。精神疲劳以按摩头部以及相关穴位为主，手法宜轻、缓、稳。不宜多变换体位。按摩环境要安静，以能让宾客入睡为佳。

十二、心烦失眠

心烦失眠是以心中烦躁不安、夜不能寝为特征的一组症状。常与精神情志因素有关。

1. 原因

（1）悠游思虑。情志不遂，忧思过度，营血暗耗，心失所养致心神不安，形成失眠。

（2）郁怒化火。强抑怒气或暴怒气逆，则肝失条达，气机不畅，致肝气郁结，形成心烦失眠

（3）肝郁化火。情志所伤，肝气不舒，郁而化火，火性上炎，扰动心神，心神不宁则见心烦失眠。

（4）心肾不交。久病体虚之人，肾阴耗伤，不能上奉于心，水不济火，则心阳独亢；或五志过极，心火内炽，不能下交于肾，心火扰神，神志不宁，因而心烦失眠。

2. 表现

心烦失眠的主要表现是心中烦躁，夜不能寝，常见情绪不宁、失眠多梦、头昏脑涨、体倦神疲、健忘耳鸣、心悸不安、腰酸梦遗或神情恍惚、善太息、胸胁胀痛、腹胀纳呆等种种表现。失眠的病情轻重不一，轻者有入睡困难、睡而易醒、醒后不能再睡、时睡时醒等不同表现，严重者则整夜不能睡。

3. 按摩

（1）体位。宾客取俯卧位、仰卧位、坐位。

（2）手法。推、揉、拿、按、拍法。

（3）选穴。印堂、太阳、百会、风池、肩井、内关、神门、关元、气冲、足三里、"背俞穴"

（4）操作。宾客俯卧，保健按摩师易单手掌退背部，拇指货掌根拨揉脊穴，肘尖按压"背俞穴"。然后多指拿揉下肢部，肘尖揉足掌面，掌擦足底，点涌泉。嘱宾客仰卧，双手拇指开天门，拇指和多指按揉、揉拨头两侧，拇指或食、中二指点揉印堂、太阳、攒竹、睛明穴，手掌心轻压眼球，拇指按揉中府、云门、膻中等穴。然后拇指按揉前臂内侧心经、心包经路线，点按神门。双掌重叠，揉关元。拇指点中脘、天枢、关元穴，点气

冲，揉三阴经，点揉足三里、太冲等穴。在嘱宾客取坐位，拇指按揉枕骨下缘，多指拿揉颈部，拿揉风驰，压肩井，最后以拍法结束。

（5）注意事项。本症除按摩外，还应配合心理疏导，消除烦恼，避免情绪激动，睡前不吸烟、不喝酒、不饮凉茶。

十三、运动疲劳

运动疲劳是指因运动过量或激烈比赛之后出现全身肌肉酸痛、僵硬无力症状，使运动能力下降的一种表现。

1. 原因

（1）运动过量。平时运动不足，偶尔运动强度过大或时间过长。运动员训练强度过大、达到或超过极限等，均可使肌肉疲劳，出现酸痛无力等表现。

（2）激烈比赛。运动员在各类比赛中全力拼搏，消耗太大，有的甚至在比赛结束时昏倒，因而，赛后容易发生运动疲劳。

2. 表现

运动疲劳的主要表现为，在运动后数小时到 2 天内发生全身肌肉酸痛，僵硬无力，运动能力下降，影响工作，有的甚至出现肌肉痉挛或晕厥。一般伴有精神疲倦、食欲下降等表现，休息数日可恢复。

3. 按摩

（1）体位。宾客先后取仰卧位、俯卧位。

（2）手法。推、按、揉、搓、拿、拍、抖法。

（3）选穴。印堂、太阳、颤中、气海、大椎、八髎、环跳、委中、承山等。

（4）操作。宾客仰卧，保健按摩师站于其头前，双手拇指从印堂向左右分推至太阳穴，反复数次。再从印堂经神庭直推至风府穴，反复数次。从上而下依次按揉胸腹璇玑、华盖、颤中、气海、俞府穴至腹股沟中点，反复多次。反复推拿大腿前内侧、前外侧肌肉，缓解肌肉僵硬。宾客俯卧，保健按摩师双手拿两侧肩井4~5次，然后以双手掌由上至下反复揉搓背腰，并按大椎至八髎间脊柱及两侧。推拿大腿后侧，拍打背腰部及下肢，最后双手握住足踝部多动，并可点按环跳、委中、承山等穴。

（5）注意事项。运动按摩以四肢项背为按摩重点，头部胸腹部为辅。手法宜均匀柔和，力量适度，不宜过重。

十四、骨性膝关节炎

骨性膝关节炎是指损伤、劳损所致膝关节软骨面变性，软骨下骨板反应性增生，骨刺形成，从而引起一系列临床症状的一种症状。是中老年人的常见病、多发病之一。

1. 原因

（1）此病与年龄、性别、职业、损伤等关系密切。现代医学观点认为，该病的病因虽由诸多因素所致，但应首先考虑膝关节的机械因素，机械性积累损伤是主要的，引起此病的另一原因是老年人软骨的弹性减低而易遭受力学伤害产生退行性改变。中医学认为，此病一是因慢性劳损、受寒或轻微外伤所致。

（2）因年老体弱，肝肾亏损，气血不足而致。肝虚无以养筋，肾虚无以濡骨，而使筋骨疲软，步履不便。

2. 表现

（1）疼痛经常出现在活动之后，上下楼梯或由坐位突然站起时疼痛加剧，休息后感觉关节僵硬，不活动时无自发性疼痛。部分患者有时在行走时有膝关节滑脱感。

（2）膝关节肿胀，股四头肌萎缩。

（3）膝关节周围压痛，关节活动受限。活动髌骨时，关节有疼痛感。个别患者可出现膝内翻或膝外翻。

（4）关节内有游离体时，行走时可突然出现绞锁现象，稍活动又突然消失。

3. 按摩

（1）宾客取仰卧位。宾客取仰卧位，保健按摩师站其旁，双手抱揉或用掌根揉膝关节周围及内外膝眼，以膝部有热感为佳。继之用双手拇指将髌骨向内推，同时，垂直按压髌骨边缘压痛点（力量由轻到重）。再以单手掌根推按髌骨下缘，反复多次。用双手掌对揉膝部，并点按膝眼、梁丘、足三里、昆仑、鹤顶穴。

（2）宾客侧卧，患侧在上。保健按摩师站其后，推按或肘压患肢胆经路线（自环跳以下至膝旁），重点推按风市穴、压痛点，点按膝阳关和阳陵泉。

（3）宾客侧卧，患侧在下。按摩师用掌根揉按血海穴区并点按血海、箕门穴。然后在膝部内侧施揉法，重点在膝关节内侧间隙（施手法时可发现压痛点，用拇指用力按压之）。然后，保健按摩师一手按压血海区疼痛点，另一手握于患肢内踝之上，做小腿伸屈活动，再点按阴陵泉、地机等穴。

（4）窝疼痛及小腿后侧痛者，取俯卧位。保健按摩师揉拿或按揉宾客患部，点按委中或弹拨肌，点按承筋、承山等穴。

（5）凡有膝关节因增生而发生的内翻、外翻或膝关节伸屈有困难、疼痛者，保健按摩师可牵引之。

（6）注意事项。避免劳累，注意保暖。可用热水袋或热物热敷。应注意对患肢进行适当的功能锻炼。肥胖者应注意减肥。

第二节　淋巴引流按摩

一、淋巴系统的构造及功能

1. 淋巴系统的定义及其组成

淋巴系统是一种由淋巴管与淋巴结所构成的单方向运送系

统，淋巴液穿梭其间。淋巴系统是由淋巴管道、淋巴组织和淋巴器官组成的。淋巴管道和淋巴结的淋巴窦内含有淋巴液，简称为淋巴。

2. 淋巴液的形成

当血液通过毛细血管时，血液中的部分液体和一些物质透过毛细血管壁进入组织间隙，成为组织液。细胞自组织液中直接吸收所需要的物质，同时，将代谢产物又排入组织液内。组织液内这些物质中的一大部分又不断通过毛细血管壁再吸收回血液；另一小部分则进入毛细淋巴管，成为淋巴。淋巴经淋巴管、淋巴结向心流动，最后通过左右淋巴导管流入静脉，流回心脏。因此，淋巴系统可以看做是静脉系的辅助部分。此外，淋巴器官和淋巴组织具有产生淋巴细胞、过滤淋巴液和进行免疫应答的作用。

3. 运送淋巴液的管道

运送淋巴液的管道包括淋巴毛细管、收集管与淋巴管，几乎所有的淋巴管都与平行脊椎的大导管（胸管）连接，而后再经左锁骨下静脉将所有的淋巴液送回到血液循环中。

二、重要淋巴结的分布位置

了解人体重要淋巴结的分布位置，将有助于精油按摩手法的施术方向和力度的运用（图 5-1）。

1. 头部与颈部淋巴结

主要引流头部与颈部淋巴结的为颈深淋巴结，由颅底至颈根部沿着颈内静脉形成一串。

2. 上肢淋巴结

上肢最重要的淋巴结群位于腋下，过滤来自上肢与乳房的淋巴。

3. 胸部淋巴结

胸部淋巴结位于胸腔内、肋间，与胸前淋巴结一起过滤来自

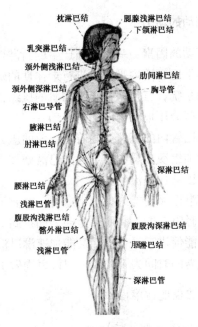

图 5-1 人体重要淋巴结分布

于胸壁的淋巴。

4. 腹部淋巴结

某些腹部深淋巴结沿着主动脉与它的主要支流形成链状排列，例如腹腔淋巴结，过滤来自骨盆器官、会阴、臀部与骨盆腔后壁的淋巴。

5. 下肢淋巴结

在下肢最重要的淋巴为浅层与深层腹股沟淋巴结，位于腹股沟区，主要过滤来自下肢、外阴部、会阴与臀部淋巴，然后向上至髂外淋巴结。

借由这些分布在身体各部位的淋巴结，才使得在进行淋巴排毒按摩时，能够将携带废物的淋巴液排入淋巴结内，进行转换。

三、淋巴流动的动力

促使淋巴流动的因素：一是不断产生的新淋巴液将旧淋巴液向前推进；二是淋巴管壁内平滑肌进行规律性的蠕动收缩，推动淋巴液流向静脉系统；三是来自于骨骼肌的压缩作用，当它交替收缩与舒张时，就会压迫淋巴液向前流动。

淋巴液在淋巴管内的流速会随着组织液的压力与运动量而有所差异。如果增加组织液量则会导致淋巴液增加，身体的运动量增加则可帮助淋巴液加快流动。

因此，为使淋巴循环能维持正常运行，需要不间断地坚持运动，特别是增强呼吸功能，和肌肉运动。如扩胸运动、爬山、游泳、按摩等，既能促进呼吸功能，又能加速淋巴液的输送。整套淋巴引流按摩所需的时间为1小时，建议每周做1~2次。

四、淋巴引流保健按摩操作

1. 上肢前侧按摩（仰卧位）

（1）直推上肢。保健按摩师一手托住宾客手背，一手掌根或大鱼际自腕关节向上推至肘关节，再由肘关节向上推至腋窝前，反复5~8次，推完一侧再推另一侧。

（2）按压上肢。保健按摩师用单掌或双掌重叠，自宾客手心按压至肩部。

（3）拿揉上肢前侧。保健按摩师拿揉上肢前侧。

（4）推揉肩内侧。保健按摩师双手食指、中指、无名指指腹自肩峰部位交替推抹至腋窝前，反复5~8次，做完一侧再做另一侧。

2. 下肢前侧按摩（仰卧位）

（1）直推下肢前侧。保健按摩师一手扶住宾客足趾，另一手全掌自足背向上推至膝关节，然后自膝关节推至腹前。

（2）直推下肢外侧。保健按摩师一手扶住宾客足趾，另一手全掌自外踝向上推至大腿外侧，反复5~8次。

（3）推抹下肢内侧。保健按摩师一手或双手自宾客踝关节同时或交替向上推抹至腹股沟，反复5~8次。

（4）提抹大腿外侧。保健按摩师双手自宾客大腿外侧交替提抹至腹股沟，反复5~8次。

（5）抚摩下肢前侧。保健按摩师单手或双手五指交叉，用手心、掌根自踝关节按抚到膝关节，再自膝关节抚摩至大腿，反复5~8次。

3. 胸腹部按摩（仰卧位）

（1）推抹胸部至腋前。保健按摩师用双手食指、中指、无名指指腹自宾客胸前正中线自上而下推抹至腋窝前，反复5~8次，做完一侧再做另一侧。

（2）推抹乳根至腋前。保健按摩师双手食指、中指、无名指指腹自宾客乳根穴处交替推抹至腋窝前，再由梁门穴处推抹至腋下，反复5~8次，做完一侧再做另一侧。

（3）分推上腹部。保健按摩师双手掌自宾客上脘分推至天枢，反复5~8次。

（4）分推下腹部。保健按摩师双手掌分别自宾客两胁分推至天枢，再由天枢分推至中极，反复5~8次。

（5）轻摩腹部。保健按摩师以全手掌顺时针轻摩宾客腹部5~8圈，结束仰卧位操作。

4. 上肢后侧按摩（俯卧位）

（1）直推上肢后侧。保健按摩师一手托住宾客手部，一手掌根或大鱼际自腕关节向上推至上臂，反复5~8次。

（2）推抹肩部。保健按摩师以拇指或食指、中指、无名指指腹自宾客肩峰处交替推抹至肩胛处，反复5~8次，做完一侧再做另一侧。

（3）推抹肩颈部。保健按摩师用食指、中指、无名指自宾客肩胛内上缘推抹至颈项部，反复5～8次，做完一侧再做另一侧。另一侧上肢操作方法同上。

5. 下肢后侧按摩（俯卧位）

（1）直推小腿部。保健按摩师用单掌自宾客脚后跟直推经腘窝至大腿根部，另一手抱臀部一起按抚至足根，反复5～8次。

（2）直推大腿后侧和外侧。保健按摩师用单掌自腘窝向上推至承扶穴处，再由腘窝外侧向上推至环跳穴处，反复5～8次。

（3）保健按摩师单手拇指或双手拇指相对，从下向上推至宾客臀部，反复5～8次。

（4）保健按摩师两手掌从宾客小腿向上推至大腿根部，反复5～8次。

（5）保健按摩师双手五指交叉，用掌心、掌根自宾客小腿推至大腿根部，反复5～8次。

（6）上述动作应缓慢进行，做完一侧再做另一侧。

6. 背腰部按摩（俯卧位）

（1）分推背部。保健按摩师双手掌自宾客胸椎两侧由上而下依次分推背部5～8次。

（2）提抹背部。保健按摩师用食指、中指、无名指指腹自第12肋肋端向斜上方提抹至腋中线，反复5～8次，可双手交替进行，做完一侧再做另一侧。

（3）分推腰部。保健按摩师用双手掌根自宾客腰椎两侧分别横推至腋中线，自上而下反复5～8次。

（4）提抹臀部。保健按摩师用食指、中指、无名指自宾客臀横纹向斜上方提抹5～8次，可双手交替操作，做完一侧再做另一侧。

（5）抚摩背腰部。保健按摩师双手全掌抚摩宾客背腰部1～2分钟。

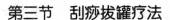

第三节　刮痧拔罐疗法

一、刮痧疗法

用边缘光滑的汤匙或硬币、刮痧板等物品，在病人身体的施治部位上顺序刮动的治疗方法称刮痧疗法。刮痧之后，病人常感到局部或周身轻松、舒适，胸腹顺畅。刮痧在我国深受群众欢迎。

1. 刮痧的适应证

痧，指痧气，或称痧胀。人在夏秋之交，常因感受风寒暑湿之气，或因接触疫气与浊秽之邪，阻塞于内，出现腹痛、闷乱等病症。这些可使人致病的疫气、浊秽之邪及风寒暑湿之气，统称为痧气，简称痧。由于痧气胀寒胃肠，蕴阻经络，故又称"痧胀"。痧气侵袭人体，引起的病变部位不同，若痧毒侵入皮肤，则皮肤隐现红点，犹如麻疹，称为"红痧"；若痧毒侵入机体深部组织，则病症明显加重，可见发冷、发热，头、胸、腹部胀痛，也可伴有喉痛、上吐下泻、腹间如束带裹缠、指甲青黑、手足麻木，严重者神昏谵语。由于刮痧的刺激部位多为经络结聚之处，所以适用此法可以起到通经络、行气血、调阴阳之功效。刮痧可刺激皮肤内的神经末梢，促进新陈代谢，提高人体防御功能。适用于因痧引起的腹痛、烦乱、胃肠型感冒、暑热恶心以及因痧所致的肌肉或全身酸痛。

2. 刮痧方法

（1）宾客取舒适体位，充分暴露其受治部位，并用温水洗净局部。

（2）用刮痧板或边缘光滑的汤匙（或调羹、铜币等）蘸上刮痧油、麻油（菜籽油、花生油、豆油或清水均可），在需要刮痧的部位反复地刮。

（3）刮痧顺序一般是由上而下，或由身体中间刮向两侧，或每次都由内向外，不能来回乱刮。每次每处大约需刮20下左右，直到皮肤出现深红色斑条为止。

（4）刮痧部位通常只在宾客背部或颈部两侧。根据病情需要，有时也可在颈前喉头两侧、胸部、脊柱两侧、肘窝或窝等处刮痧。也可按照病情需要选择适合的部位刮痧。

（5）每一部位可刮2~4条或4~8条"血痕"，每条长约9cm。按部位不同，"血痕"可刮成直条或弧形，刮痧之后，应用手蘸淡盐水在所刮部位轻拍几下。

（6）应用较小的刮匙，在有关穴位处施术。常用的穴位有足三里、天穴、曲池及背部的一些腧穴。在穴位处刮痧，除了具有刮痧本身的治疗效果外，还可疏通经络、行气活血。

3. 刮痧的禁忌

（1）身体过瘦，皮肤失去弹性者。

（2）心脏病患者。

（3）水肿病人。

（4）血友病或有出血倾向者。

（5）小儿及年老体弱者。

（6）有皮肤病或传染病者。

4. 注意事项

（1）冬天很少应用本法，如应用，室内一定要暖和，并注意给宾客保温，防止脱衣着凉加重病情。

（2）刮痧时，应以刮痧油、植物油或清水等作介质，边刮边蘸。

（3）手法要均匀一致，防止刮破皮肤。

（4）刮痧过程中，要边刮边询问宾客是否感到疼痛，以便随时调整宾客体位，改进刮动手法。

（5）注意刮痧用具的清洗消毒，刮痧后，所用刮痧器具均须彻底煮沸或经高压消毒。

（6）刮痧结束后，应轻轻擦干病人皮肤上的油渍。

二、拔罐法

拔罐法是以罐为工具，排除罐内空气，造成负压，使之吸附于腧穴或应拔部位的体表，造成皮肤充血、淤血，产生刺激，以达到防治疾病的目的。

（一）罐的种类

罐的种类很多，目前常用的是竹罐、陶罐、玻璃罐，如图5-2所示。

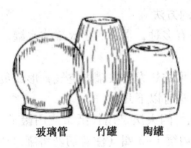

玻璃管　　竹罐　　陶罐

图5-2　罐的种类

1. 竹罐

竹罐是用直径3~5cm坚固无损的竹子，制成6~8cm或8~10cm长的竹管，一端留节作底，另一端作罐口，用刀刮去青皮及内膜，制成形如腰鼓的圆筒。用砂纸磨光，使罐口光滑平整。竹罐的优点是取材较容易、经济易制、轻巧、不易摔碎。缺点是容易燥裂、漏气，吸附力不大。

2. 陶罐

陶罐由陶土烧制而成，罐的两端较小，中间略向外展，形同腰鼓，大小不一，罐口要光滑平整。其优点是吸附力大，缺点是容易摔碎、损坏。

3. 玻璃罐

玻璃罐是在陶制罐的基础上，改用玻璃加工而成，其形如球状，罐口平滑，分大、中、小3种型号。也可用广口玻璃罐头瓶代替，但应仔细检查罐口是否平滑，如有碎裂损坏者，不能使用，以免划伤皮肤。玻璃罐的优点是质地透明，使用时可以观察所拔部位皮肤充血、淤血程度，便于随时掌握情况，是目前临床上应用最广的一种。缺点是容易摔碎、损坏。此外，还有铜罐、铁罐，现已很少用。还有抽气瓶，用透明塑料制成，不易破碎，上置活塞，便于抽气；或用青、链霉素等药瓶磨制而成，瓶口的橡皮塞保留完整，便于抽气用。

（二）拔罐的方法

拔罐的方法有多种，常用的是火罐与水罐。

1. 火罐法

利用燃烧时火的热力排去罐内空气，形成负压，将罐吸着在皮肤上，具体方法有以下几种。

（1）闪火法。闪火法是用长纸条或用镊子夹一个酒精棉球，用火点燃后在罐内绕1~3圈（注意切勿将罐口烧热，以免烫伤皮肤），将火退出后迅速将罐扣在应拔的部位，如图5-3所示，吸附在皮肤上。此法因罐内无火，比较安全，是最常用的拔罐方法。

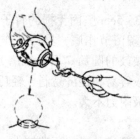

图5-3 闪火法

（2）投火法。投火法是用易燃纸片点燃后投入罐内，不等纸条烧完，迅速将罐罩在应拔的部位上。应使纸条未燃的一端向下，避免烫伤皮肤，如图5-4所示。

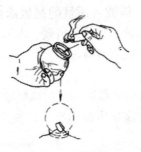

图 5-4　投火法

（3）滴酒法。用95%的酒精或白酒1~3滴滴入罐内（切勿滴酒过多，以免拔罐时流出烧伤皮肤），沿罐内壁摇匀，用火点燃后，迅速将罐扣在应拔的部位。

（4）贴棉法。贴棉法是用大小适宜的酒精棉一块，贴在罐内壁下1/3处，用火将酒精棉点燃后，迅速将罐扣在应拔部位。

（5）架火法。用不易燃烧、不易传热的物体，如瓶盖等（直径要小于罐口）置于应拔部位，然后将95%酒精数滴或酒精棉球置于瓶盖内，用火点燃后将罐迅速扣下，如图5-5所示。

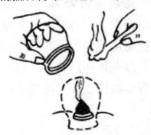

图 5-5　架火法

2. 水罐法

一般是先将若干个竹罐放在锅内，将罐口朝下，加水煮沸，用镊子夹出，迅速用凉毛巾紧扪罐口，立即将罐扣在应拔部位，即能吸附在皮肤上。锅放入适量的祛风活血药物，如羌活、独活、当归、红花、麻黄、艾叶、川椒、木瓜、川乌、草乌等，即称药罐。多用于治疗风寒湿痹等症。

3. 抽气法

即将青、链霉素等药瓶磨制成的抽气罐紧扣在要拔罐的部位上，用注射器从橡皮塞抽出瓶内空气，使产生负压，就能吸住，如图5-6所示。

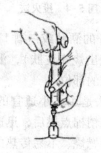

图5-6 抽气法

以上各种方法，一般将罐留置10~15分钟，待拔罐部位的皮肤充血、淤血时，将罐取下。若罐大而吸拔力强时，可适当缩短留罐的时间，以免拔罐部位的皮肤起泡。起罐时，若罐吸附过强，切不可用力猛拔，以免擦伤皮肤。一般先用右手握住罐，左手拇指或食指从罐口旁边按住皮肤，待气体进入罐内，即可将罐取下，如图5-7所示。

（三）各种拔罐法的运用

在临床上，根据病情需要，在具体运用火罐时，除了一般常用的坐罐（即留罐）之外，还有以下几种方法。

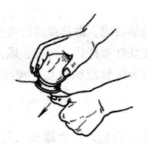

图 5-7 起罐法

1. 闪罐

即将罐吸住后，立即拔起，多次反复地将罐吸住拔起，再吸住，直到皮肤潮红、充血，或淤血为度，多用于局部皮肤麻木、疼痛或功能减退等疾病。

2. 走罐

走罐又称"推罐"。一般用于面积较大，肌肉丰厚的部位，如腰背部、大腿部等。一般选用口径较大的罐，最好用玻璃罐，罐口一定要平滑。先在罐口涂一些润滑油或凡士林等，再将罐吸住，然后，医者用右手握住罐子，慢慢向前推动，推时罐口后半边着力，前半边略提起，这样在皮肤表面上下左右来回推动数次，至皮肤潮红为止，如图 5-8 所示。

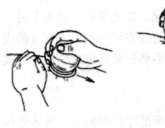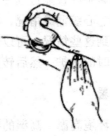

图 5-8 走罐法

3. 刺血拔罐

刺血拔罐又称刺络拔罐。即将应拔部位的皮肤消毒后，用三棱针点刺出血或用皮肤针叩打后，再行拔罐，以加强刺血治疗的作用。此法适用于急慢性软组织损伤、神经性皮炎、皮肤瘙痒、丹毒等症。

4. 药罐

一种是在水中放入药物，把竹罐放入药汁中，煮 10~15 分钟，然后按水罐法吸在所需部位。另一种是在抽气罐中先盛贮一定的药液（为罐子的 1/2~2/3），常用的为辣椒水、两面针酊、生姜汁、风湿酒等，然后按抽气罐操作法，抽去空气，使罐吸在皮肤上。也有在玻璃罐中盛贮 1/3~1/2 的药液，然后用火罐法吸在皮肤上，常用于治疗风湿病、哮喘、咳嗽、感冒、溃疡病、慢性胃炎、消化不良、牛皮癣等。

除上述几种方法之外，对病变范围比较广泛的疾病，还可以成行排列吸拔多个火罐，称之为"排罐法"。有时可针罐结合，即先在一定部位针刺，再以针刺处为中心吸上火罐，称为"针罐"。

第四节　常见按摩意外情况救护

保健按摩师在执业过程中，常有一些意外发生，如中暑、晕厥、高血压、心绞痛等情况，如处理不当或不及时，宾客会有生命危险。遇到这些情况，可以采用一些行之有效的应急方法，给予必要、及时的救护，然后转送附近医疗单位进行救治。

一、中暑

在外界环境高温、高湿的综合影响下，机体散热功能出现障碍，热平衡被破坏，从而引起体温升高、大量出汗、面色苍白、头昏、恶心、呕吐、血压下降、脉搏细弱等，即为中暑。中暑急救方法如下。

（1）中暑发生后，要使病人立刻离开高温环境，在凉爽通风的地方休息，并让中暑者服淡盐水或清凉饮料。

（2）在中暑者头部冷敷。

（3）指压中暑者的人中、内关、足三里、合谷、曲池、委中等穴，有条件可用针刺十宣放血，以清暑泄热，必要时，就医处理。

二、晕厥

头晕、恶心、面色苍白、神呆目定、四肢发凉、周身冷汗，甚至出现惊厥和昏倒等现象称为晕厥。按摩时出现晕厥现象的主要原因是由于宾客过度紧张，对疼痛过于敏感，体质虚弱，或过饥、过饱和疲劳，或按摩手法过重，或按摩时间过长而造成的。因此，对于精神过度紧张的宾客，按摩前应做好思想工作，消除其恐惧感；对体质虚弱和初次接受按摩的宾客，按摩手法不宜过重；对空腹的宾客，一般不宜做按摩，必要时，手法应轻柔；注意保持按摩室内的空气流通和安静等，防止晕厥现象的发生。一旦发生晕厥，应立即让宾客仰卧，解开衣领使其呼吸通畅，按摩师用拇指点压人中、合谷各1分钟，待晕厥缓解后就医处理。

三、高血压

在保健按摩时常会遇到高血压患者血压急剧升高，有时可达27~32kPa（200~240mm Hg），此时，患者感到头晕目眩、头重脚轻、行走困难，甚者恶心呕吐，如不及时采取降压措施，就可能发生脑出血或留下后遗症。此时，保健按摩师应立即点按患者第六颈椎棘突下旁开6cm血压点（双穴）3~5分钟，以防止脑出血及其后遗症的发生。

四、心绞痛

心绞痛是冠心病的一种，是由于冠状动脉粥样硬化导致心肌缺血缺氧而引起的。主要表现为阵发性的心前区挤压感和疼痛，心肌缺血严重时，疼痛剧烈甚至会猝死。疼痛主要位于胸骨后，可向心前区与左上肢放射。心绞痛发作时的急救方法如下。

（1）病人应立即卧床休息，不要反复搬动病人。

（2）发作较重时，应对病人使用药效较快的硝酸盐制剂药物，如将硝酸甘油 0.5~1 片置于病人舌下含服，1~2 分钟可发挥作用。

（3）指压病人心俞、神堂、膻中、神门、内关等穴，可以疏通经络，行气止痛，缓解病情。按摩时尽量减少变换病人体位，取上述穴位时一定要根据病人当时的体位决定先后顺序，如病人仰卧位时先取膻中、神门、内关，各点压 1 分钟，待症状缓解后帮助病人处于侧卧位或俯卧位，点压心俞、神堂穴各 1 分钟。

（4）症状不能很快缓解者，应立即转送医院抢救治疗。

参考文献

李戈．2017．图解手部按摩疗法［M］．北京：化学工业出版社．

王红民．2013．按摩师从入门到提高全程图解［M］．北京：化学工业出版社．

姚金芝．2014．美容保健按摩师培训教程［M］．石家庄：河北科学技术出版社．

张海燕．2016．保健按摩师（初级）［M］．北京：中国劳动社会保障出版社．

张秋兰．2014．中医按摩美容手册［M］．北京：中国盲文出版社．